減重九成靠習慣

ダイエットは習慣が9割

增戶聰司——著　劉淳——譯

前言

看到《減重九成靠習慣》這個書名，相信有些讀者會疑惑「這是怎麼一回事？」若你是這樣的讀者，我想先說聲「恭喜！」

幾乎所有的減重書都以「一個月就能瘦五公斤！」「只須要做〇〇就能輕鬆瘦下來！」為宣傳標語，宣稱短時間就能輕鬆大量減重。即使進入二〇二四年，這種狀況也沒有改變，坊間不時會出現新的減重方法。

例如香蕉減重法、蒟蒻減重法，以及最近流行的限制醣類攝取和「〇小時斷食」。不過，仔細想想，在你身邊是否有人利用這些方法在短期內成功減重，之後卻又復胖了？事實上，愈是高調宣稱「可以在短期內減重！只要做〇〇就能瘦！」的減重方法，之後復胖的機率愈高。

此外，我想也有許多人立志「今年一定要瘦下來」並參加健身俱樂部，但卻無法持之以恆。或是在家中開始做重量訓練，結果卻是三天捕魚兩天曬網。

在短期間內努力減重，即使體重真的減輕，成功減重後卻沒有維持同樣的生活型態，當然會恢復成之前的體型。減重不是短期的行動，而是必須一輩子持續的生活習慣。正因如此，本書的書名才會定為《減重九成靠習慣》。看到書名覺得好奇而拿起這本書的讀者，就是找到了健康減重又不會復胖的真正瘦身法，因此，我要向你說聲「恭喜！」

抱歉到現在才自我介紹，我是本書的作者增戶聰司，有個別名叫「減重警察」。

「減重警察」這個頭銜，是我在X等社群網站上的暱稱。在這些社群網站上，我會點出容易復胖、有害健康等危險的減重方式，並宣傳「能夠健康瘦身又不會復胖的真正減重法」。

我的本業是減重教練，過去曾經在某個以減重計畫爆紅一時的健身中心擔任教練，現在則在網路上進行飲食指導，也在郵輪上擔任運動教練，幫助各年齡層與性別的民眾維持健康。

附帶一提，在成為教練之前，我曾經當過警察。因此才將自己的社群網站暱稱命名為「減重警察」。

指導過許多人減重之後，我發現絕大部分想要瘦身的群眾，都會因為太想要輕輕鬆鬆瘦下來，而選擇短期間內激烈減重的瘦身方法。

「試過很多減重方法，但每次都會復胖……」

「可能是年紀大了，現在想變瘦比以前難多了……」

「我意志力薄弱，所以瘦不下來。乾脆放棄了……」

若你有以上想法，請一定要讀一讀這本書。

本書介紹的減重方法與「一個月就能瘦五公斤！而且只須要做〇〇就能輕鬆瘦下來！」完全相反。使用本書介紹的減重方法，體重只會緩慢下降。相對地，這種方法在減重過程中既不會危害健康，也不會復胖。

其實，減重本來就不是「只須要做〇〇就能瘦」的事。各位可以把減重想像成大學入學學測，若是只拚命準備其中一科，其他科都很生疏，是無法考上大學的。「只須要做〇〇就能瘦」也是一樣的道理。真正的減重，必須每一科都考到平均分數，才能及格。

舉例來說，將限制飲食當成做重要的手段，就是一種常見的危險減重方式。因為是飲食限制，使用這種方法的人往往只會注重忍耐食欲，減少食量。然而，正確的減重方法不是限制飲食，而是「改善飲食」。「改善飲食」的意思是，我們必須思考的不是「該忍耐不吃什麼」，而是「該在什麼時候，吃哪些食物，吃多少、怎麼吃」。也有不少人認為「說到減重，一定要多運動」，不過實際上，每天的走路、上下樓梯、姿勢與呼吸也是減重中很重要的元素。而且，睡眠與壓力的管理，也是健康瘦身法中不可或缺的條件。

錯誤的減重方法，由於飲食限制非常嚴格，因此當然難以持續。而真正的減重方式卻是慢慢改變生活習慣，絕對不會感到痛苦。如果你能實踐本書介紹的生活方式，並將它養成習慣，甚至不會感覺到「自己現在正在減重」，等察覺到時，不但體重已經降下來，還變得更健康了。用對方法減重，美好的未來就在不遠處。

請不要光是閱讀本書，一定要試著實踐。如果有疑問，請透過X或LINE的社群提問。希望各位在讀完本書後，能夠了解正確的減重方法，讓這一次減重成為你人生中的最後一次。即使只幫得到一個人也好，我期待這本書能夠幫助各位健康瘦下來，維持理想的體型。

減重警察・增戶聰司

目次

第四章 能瘦下來的飲食習慣「該怎麼吃才對」 71

第五章 能瘦身的飲食習慣「吃什麼才對」

第六章 能讓你瘦的生活習慣

第一章

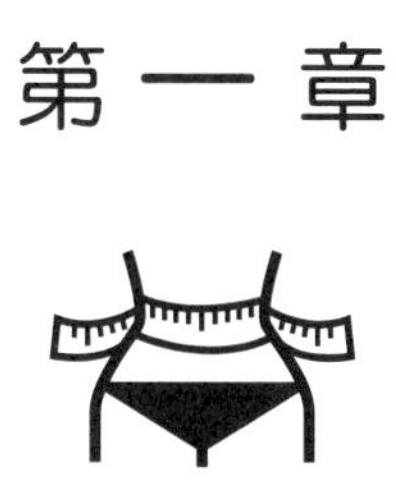

為何你的減重計畫總是半途而廢

令人難受的減重計畫都會失敗

別再用短期衝刺的減重方式

現在我服務的客戶中，有許多人都嘗試過各種減重方法。其中，絕大部分的人都試過不吃碳水化合物等極端限制飲食的減重方式。回想起來，這類減重方式已經從過去的「香蕉減重法」「蒟蒻減重法」等只吃一種食物的方法，漸漸轉變成最近流行的「限制醣類」與「一天斷食十六小時」。拿起這本書的你，或許也曾經試過這些極端的瘦身法。

醣類限制減重法在二〇二〇年代後依然不退流行，便利商店與超市開始販賣低醣食品，推出低醣餐點的連鎖外食店家也愈來愈多。這幾年，限制醣類攝取的減重方式似乎更加普及了。

其實，醣類限制是從美國醫師羅伯特・阿特金斯在一九七二年出版的《阿金博士的新減肥大革命》（平安文化，一九九八年）成為全球暢銷書之後才開始流行。在日本，則是在 **RIZAP** 於二〇一二年開設第一間店後帶來了巨大的影響，之後，低醣飲食也逐漸流行起來。

確實，有些人採用低醣飲食後，一週就會減去一～二公斤的體重（不過，其中大部分是水分，在第四章會詳細解釋）。另一方面，持續採用低醣飲食會帶來頭腦昏沉、注意力降低、容易便祕、容易疲倦、易累積壓力等問題。

這是因為對人類來說，醣類是效率最好的能量來源。持續採用低醣飲食，會讓我們的身體不僅分解脂肪，同時也分解肌肉，藉此製造能量。此外，許多人在減少醣類攝取時，會增加攝取蛋白質與脂肪，這會對肝臟與腎臟帶來很大的負擔。

許多一對一的減重計畫，也會為了短期瘦身計畫而使用低醣飲食。然而，低醣飲食對身體與心理都會造成很大的負擔，而且，一對一的減重計畫非常昂貴，一般人的利用時間大約都在二～三個月之間。正因為它既昂貴，時間又短，所以才能夠採取低醣飲食。

RIZAP 那支令人印象深刻的廣告，正是來自只能在短期間實行的過度飲食限制。因此，在短期間內劇烈改變體型的演藝圈人士，幾乎所有人都在幾個月內復胖，這是再自然也不過的結果。

從前，我也曾經指導學員採用低醣飲食，因此看過許多人「在短期間內急速瘦身，之後卻大幅度復胖」。

不只是藝人，許多普通人也都在採用低醣飲食後大幅度復胖。既然如此，為什麼低醣飲食減重法還是如此流行呢？

其實原因只有兩個：

① 這個方法很簡單。

② 容易在短期間內減輕體重。

也就是說，許多人都希望減重可以「在短期內結束」。之所以會有這樣的想法，是因為人們覺得「減重很痛苦」。然而，就是這樣的想法，才會促使我們使用有害健康的極端減重法。

本書希望各位能先了解一件事，那就是**「痛苦的減重計畫會導致失敗」**。

若你是演員或運動員，在拍攝影視作品或比賽前夕有暫時減重的特殊需求，那麼藉由各種限制在短期間內瘦下來的減重法，可以算是成功的減重。

但對普通人來說呢？大部分的人都會在恢復原本的飲食之後復胖。即使在一段時間內達到減重效果，但若是又復胖，就等於減重失敗。如果現在你正在執行的減重計畫令人痛苦，那麼你該做的是重新訂定減重計畫。

當你做到健康瘦身且不復胖，也就是「真正的減重」，就不會感覺到「自己正在減重」。

本書要介紹的，就是這樣的方法。

接下來，讓我們一起學會真正融入日常生活的減重方式，讓你自然而然忘記「自己正在減重」。

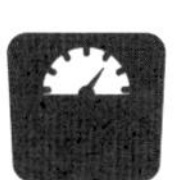

無法養成習慣的減重，其實是勝率只有兩成的賭博

短期激進的減重方法，其實隱含著損害健康的風險。

一九四〇年代的明尼蘇達飢餓實驗，便是一項證明激進減重會影響身心的知名研究。

這項研究的目的是救援第二次世界大戰後受飢餓折磨的人民，實驗內容是藉由控制熱量，讓二十二～三十三歲身心健康的男性在六個月內瘦下體重的二十五％。根據實驗結果，這群受試者的基礎代謝在六個月內便降低四〇％，體溫降低，即使在夏季也感覺寒冷。除此之外，還有心跳次數減低，毛髮、指甲、皮膚狀態惡化，性欲降低且感覺疲勞等各種生命活動降低的情形。而且，絕大部分的受試者都心情鬱悶，滿腦子想的都是食物。這些症狀可能進一步引發飲食障礙、判斷力下降與精神不集中，甚至自殘或自我封閉。

此外，還有一項二〇一一年發表的研究指出，將攝取的卡路里降低到極限，會導致一種叫飢餓素的荷爾蒙分泌得更旺盛，這種荷爾蒙會增進食欲。而且，在結束節食的一年內，飢餓素都會持續大量分泌。

直到現在，還有些人主張「一個月內減掉五％以下的體重很安全」，然而，若以每個月都減五％體重的速度持續瘦身，六個月後減掉的體重就跟明尼蘇達飢餓實驗採用的二十五％比例差不多。請務必記住，這種過度勉強自己的減重一定會危害健康。

本書想介紹給各位的不是一時性的減重方法，而是身心都維持在健康狀態，不須勉強就能保持理想體型的減重法。想要學習這個方法，**最重要的關鍵詞就是「習慣」**。沒有改變習慣的短期激進減重，自然會帶有復胖的副作用，甚至可能縮短健康餘命。

沒有先學習減重相關基礎知識，聽到「很快就會瘦」的廣告詞便趨之若鶩，因而使用了錯誤的減重方式，其實比賭博還要魯莽。

事實上，一項調查顯示，開始減重的人有八成都在兩年內復胖。多次復胖會使體重愈來愈難減輕，第一次減重的失敗率若是八〇％，第二次就是八十五％，接下來是九〇％……復胖時體重會增加，還會變得更不容易瘦下來，根本只有負面效果。在我的指導經驗中，復胖愈多次的人，愈難瘦下來，減重所需的時間也更長。

「勝率只有二〇％的賭博，你想參加嗎？」對於這個問題，我相信絕大多數的人都不會回答YES，但不知為何，在減重時，許多人都會選擇短期激進減重這種魯莽的方法。

如果你現在正在使用限制飲食或其他生活條件的減重法，建議立刻停止，先好好讀一讀這本書。

減重愈多次反而會愈來愈胖

積蓄脂肪的能力與體內恆定

其實，我們原本就具有「難瘦卻易胖的能力」。想一想人類與飢餓共存的歷史，就會明白這一點。

人類在約一萬年前才開始進行農耕與畜牧，且長久以來都一直遭遇乾旱、寒災、洪水、火山爆發等自然災害，加上蝗蟲帶來的蟲害與戰爭引發的饑饉等。許多人都是到了第二次世界大戰之後，才不須再擔心飢餓。在長達六百萬年的人類史中，這可以說是最近才發生的事。在無法穩定獲得食物的時代，變瘦就代表死亡。因此，為了提高生存率，人類才演化成能夠儲蓄大量體脂肪的體質。

我們保有狩獵採集時代必須的「難瘦卻易胖的能力」。在能夠吃飽的時代生活，只要走進便利商店或超市，一天二十四小時都能買到食物，商品架上陳列著許多短時間內就能攝取大量熱量的食品，甚至食物浪費已經成為社會問題。而這種生活是在二戰後才成為我們的日常，至今還不滿一百年。

全世界的肥胖人口正在增加中，這其實可以說是一種自然的發展。

而且，人體還具有將體溫與體重保持在一定範圍內的體內恆定功能。在酷熱的夏天，人體會藉由流汗降低體溫，寒冷時則會透過發抖來升高體溫。這就是體內恆定導致的現象。

積蓄脂肪的能力與體內恆定都是生物具備的功能，正是這兩種功能導致了減重之後會復胖。

若在減重期間急速減少食物的攝取量，大腦會判斷你的身體正處於飢餓狀態，因此會分解肌肉，藉此製造出能量。為了節約能量，基礎代謝量也會下降。同時，為了迴避飢餓狀態，大腦會發出增進食欲的指令，試圖積蓄更多的體脂肪。

如此一來，在基礎代謝降低的狀態下，體內恆定功能會試圖讓我們恢復原來的狀態，因此造成肌肉減少，體脂肪增加。

這就是「多次減重會讓人愈來愈胖」的背後原理。

也就是說，**減重成功的關鍵只有一個，就是必須讓體重緩慢下降，使大腦不會做出身體正處於飢餓狀態的判斷**。

愈減愈胖的原因

使用現在流行的**短期激進減重法，會讓你不斷復胖，還會造成易胖體質**。原因在於肌肉與代謝量減少，體脂肪卻反而增加。

體脂肪增加的惡性循環

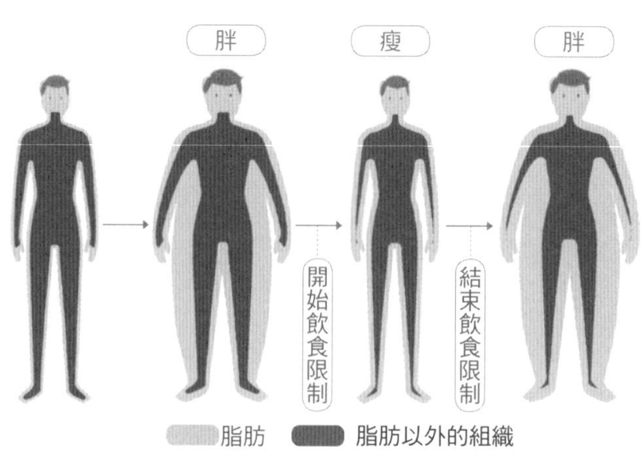
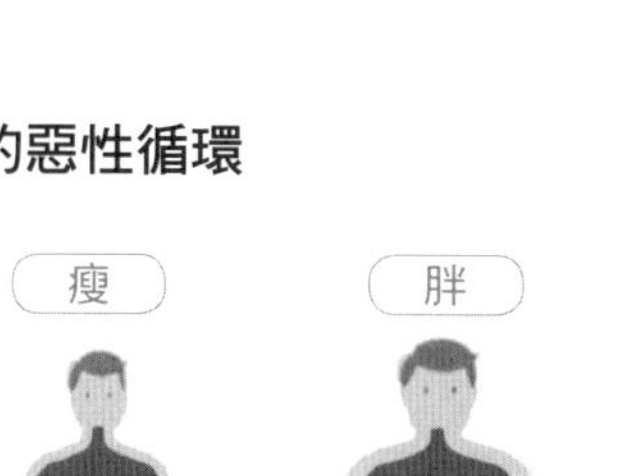

復胖後，若體重沒有改變，但腹部周圍鬆弛，看起來似乎變胖了，就代表體脂肪明顯增加，且肌肉減少。體脂肪的密度比肌肉低，因此即使體重不變，看起來還是感覺變胖了。

如果平常沒有在運動，人體的肌肉量會在二十多歲時達到巔峰，之後便慢慢減少。據說，人在進入中年後，如果生活型態活動量不高，肌肉量每年都會下降一%。進入高齡後，由於骨質強度降低，若因跌倒而骨折，常會導致就此臥床不起。

使用不當的減重方式減少肌肉會加速老化，也就等於在還年輕時便加速走向「臥床不起」。在沒有專家指導，也沒有基礎知識的情況下，透過社群網站等資訊來源，使用錯誤減重法瘦身的人，就很容易陷入這種狀況。

尤其是採用不吃飯、偏食與過度飲食限制的短期激進減重法，更容易導致肌肉量減少，所以絕對不可以用這樣的方式減重。

本書將會說明所有人都適用的知識，請仔細理解並制定計畫，務必打造出健康的身體。不過，這麼做是需要時間的。

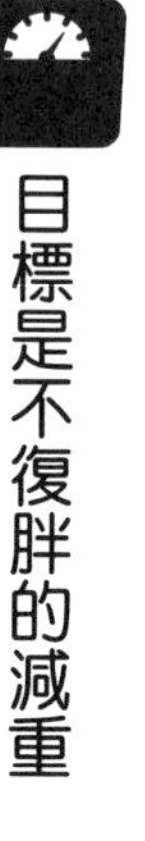

目標是不復胖的減重

現在，我提倡的目標是**「一個月減掉的體重必須在目前體重的一%以內」**。若你現在是六十五公斤，一個月內減掉的體重必須在〇・六五公斤以內，即使現在的體重有一百公斤，一個月也只能減一公斤以內。聽到我說出這句話時，絕大部分的人都會很驚訝地反問：「真的要減得這麼慢嗎？」不過，按照這個減重速度，持續一年後，六十五公斤的人就能瘦下七～八公斤，一百公斤的人也能減掉十一～十二公斤。

事實上，慢速減重的復胖風險較低。根據美國布朗大學的研究指出，若能在減重後維持體重兩年，復胖的風險會下降五〇%；在減重後維持體重五年的人，復胖風險甚至會下降七〇%。

許多下定決心要減重的人都說：「我不想持續一年痛苦的減重生活，希望能在短期間內就結束痛苦的生活」。不過，無法持續減重一年，其實是因為痛苦和錯誤的減重方式會加重身心負擔。體重下降的速度愈緩慢，我們就愈能不勉強自己。長期持續減重才是不會復胖的真正減重方法。

原本飲食不健康的人，改為健康飲食之後，剛開始可能會在一個月內體重下降二～三公斤，也就是體重下降的速度超過「一個月一%」。這時，如果並未勉強自己，就沒有問題。不過，這也可能代表吃下的食物分量或攝取的熱量減少過多。舉例來說，如果是少吃點心或含糖飲料導致體重下降並沒有問題，但若是過度減少米飯或麵包等主食的分量，因而導致體重下滑，或許就是減重速度過快。請務必注意，我們必須盡量緩慢地減輕體重。

每天的習慣決定你的體型

你是因為意志力薄弱才瘦不下來嗎？

「減重最重要的就是強烈的意志力和衝勁」

「我就是因為意志力薄弱，減重才會失敗」

有許多人對減重都抱有這種印象。

這個世界上的確有憑藉意志力，在短期間內成功減重的人。但多數都是運動員或演員等身處特殊環境的人士。而且，他們並不會一直保持減重後的體型，這是在比賽或拍攝結束後就會復胖的前提下進行的短期決戰，也正因為他們是專業人士，才能憑藉著強烈的意志力成功減重。因此，一般人想要靠著衝勁持續努力減重，幾乎是不可能的。

如果你認為過去的減重之所以失敗都是因為「意志力薄弱」，那就錯了。而且，意志力過強的人若是勉強使用不當方法持續減重，不僅對健康有害，還有可能造成飲食障礙。

近年，坊間也流行起以減重為目的的基因檢測。或許有人因此認為「我之所以發胖都是因為遺傳」。不過，最近的研究指出，基因都有各自的開關，生活習慣能決定基因表現為ON或OFF。

或許你已經透過基因檢測了解自己是「容易因醣類發胖的體質」或「容易因脂肪發胖的體質」。但盲目接受檢測結果，將醣類或脂肪攝取控制在極小限度，是很危險的行為。因為醣類與脂肪不僅在攝取過量時會導致健康不佳或復胖，攝取不足時也會造成相同的結果。詳細內容請參閱第五章。

此外，基因檢測的結果可能會建議你「使用某種營養補充品」，但並不是攝取那種營養補充品你就會變瘦。請注意「基因檢測」本身就是一種行銷手法。

習慣對身體造成的影響，比基因還要大。

你現在之所以會胖，主因並不在於意志力薄弱或是基因，而是生活習慣加上環境長久以來的持續影響。

實際上，我至今已經觀察了超過一千人的飲食，其中大部分的人都在漸漸改變習慣與環境後成功瘦下來。當然，我不會說基因與意志力毫無影響，但造成現在體型的原因，絕大部分是習慣與環境。

而且，習慣與環境可以用自己的力量慢慢改變。

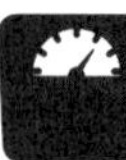

是這些習慣讓你胖

在養成減重的習慣之前，請先丟掉「減重很痛苦，必須以短期集中的方式進行」這個概念，告訴自己**「減重是長期計畫，改變習慣才是真正的減重」**。

減重最重要的就是習慣，但若能具備關於飲食與營養的知識，還有一顆想瘦下來的心，那是再好也不過的。

不過，你的身邊應該也有人雖然不太了解營養與運動，卻能保持纖瘦體型的，這些人也就是俗稱的「吃不胖體質」。其實，這些人幾乎都喜歡不會造成發胖的生活習慣，並且持續實踐著。

請試著仔細觀察你身邊體型纖瘦的人，看看他們在餐廳都點些什麼樣的餐點，喜歡什麼樣的飲食。例如，你們一起去漢堡店時，你點了漢堡當主餐，附餐是炸薯條和可樂，而體型纖瘦的人可能點了漢堡，但附餐選了沙拉和蔬菜湯，和你不一樣。

人會發胖，絕大部分的原因在於習慣。

電視上有時會播放外國的減重紀錄片，在影片中可以看到，胖子總是吃下大量的垃圾食物，而且因為身體沉重，一天中的大半時間不是坐著，就是躺著。

這種被媒體報導的人，屬於較為極端的案例，不過，須要減重的人，大部分確實都有容易導致發胖的習慣。

舉例來說，他們可能平常就會吃麵包甜點、泡麵等超級加工食品，假日不是在家裡休息，就是開車外出……對於他們本人來說，這是非常自然的日常生活，因此他們並不會發現，這樣的生活方式很容易導致發胖。

也有許多人年輕時有運動習慣，當時也是纖瘦體型，但出了社會之後就突然開始發胖，這也是因為生活型態的改變，藉由運動消耗的熱量減少，而透過酒精飲料等攝取的熱量增加，才會導致發胖。年齡增加當然也會造成代謝的改變，但光是這一點，並不會讓我們在年輕時是瘦子，年齡增長就自然發胖。原因出在我們隨著環境的變化，自然地轉換成會發胖的生活習慣。

德蕾莎修女說過：「要注意自己的想法，因為你總有一天會把它說出口。要注意自己說的話，因為你總有一天會把它付諸行動。要注意你的行動，因為它總有一天會成為你的習慣。要注意你的習慣，因為它將會成為你的性格。」前美國職棒大聯盟選手松井秀喜也說過，他喜歡的名言是「心改變，行動就會改變。行動改變，習慣就會改變。習慣改變，人格就會改變。人格改變，命運就會改變」。

正如偉人們所說，**習慣不僅能改變體型，還有改變命運與人生的力量**。

能夠持續一輩子才是真正的減重

有一句話說「魔鬼藏在細節裡」，減重也適用這個道理。**體型就是我們每天飲食、生活習慣與運動量不斷累積帶來的結果**。

下定決心要減重，前往個人健身房，努力訓練並限制飲食，兩個月後，體型就能有所改變。不過，只要不去健身房，恢復原本的生活，身體當然也會恢復原狀。

其實，減重（diet）這個詞來自希臘語的 diata，意思是「生活方式」與「生活型態」。但在日本，diet 多用於瘦身、減重，因此坊間才會出現只重視體重數字的激烈減重法。想想它原本的意思，就會發現 diet 指的是在不勉強自己的前提下，逐步改善生活。也就是說，必須養成習慣。

再強調一次，本書想教各位的不是短期達到成果的減重方法，而是**可以持續一輩子的減重，也就是一步一步改變習慣，進而獲得苗條健康的身體**。

本書將介紹我在實際減重指導中發現的「最容易實現的減重法」。各位看過之後，或許會覺得這些方法「很平凡」。但這些「平凡的小事」不斷累積起來，就會塑造出我們未來的體格。

每一天的變化或許很小，但持續幾個月、幾年後，你的體型和身體狀況應該都會有很大的改變。先了解背後的原理再實踐，會比較容易養成習慣，因此在接下來的章節，我將會反覆詳細說明這些「平凡小事」。

改變習慣的減重法，不僅能幫助我們瘦身，還能讓每天的生活變得更有樂趣，看待事物的觀點也將更積極。

第二章

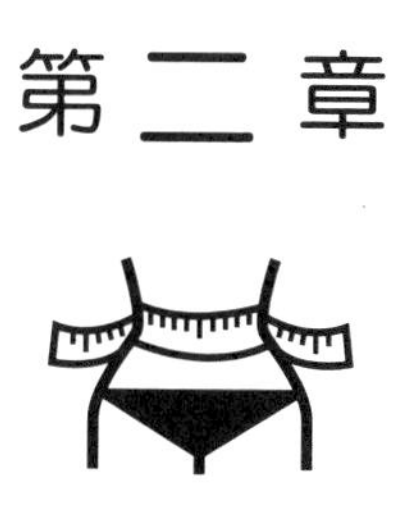

減重九成靠習慣

每個人都能養成習慣的四個步驟

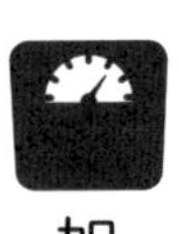

如何養成新的習慣

想要減重，就必須重新檢視自己幾十年來的習慣，並將它改變成新的習慣。這麼做當然很困難。在這一章，我會先告訴各位培養習慣的訣竅。

我們已經養成的習慣中，有一項是「刷牙」。

若你有孩子，請試著回想一下你的孩子培養刷牙習慣的過程。即使是一開始抗拒刷牙的小孩，在體驗大人的誇獎和刷牙後的舒適感之後，就會慢慢養成刷牙的習慣。此外，不刷牙的不舒適感和蛀牙帶來的痛苦記憶，也是養成刷牙習慣的原因。

這麼看來，習慣就是反覆進行同樣行動後培養出來的。不過，想要培養習慣，並不是漫無目的地反覆行動就好。

透過指導客戶減重的經驗，我找到了四個養成習慣的步驟。

STEP 1→設定目標
↓
STEP 2→認識現狀
↓
STEP 3→行動與記錄
↓
STEP 4→經常修正

接下來，就讓我們一個一個看下去。

【STEP 1　設定目標】

說到減重的目標設定，當然就是體重。不過，若只把體重當成目標，可能會造成日後復胖，或是感到挫折。在數值上，除了體重，也必須好好掌握體脂肪與三圍。更重要的是減重的目的，也就是「我是為了什麼而減重」，還有「理想的體型形象」。如果你對自己理想的體型沒有想法，也可以試著把某個公眾人物的體型當成目標。

【STEP 2　認識現狀】

心理學者卡爾．榮格曾說：「只要你沒注意到自己的潛意識，它就會支配你的人生，而你會認為這一切都是命運」。

想要改變習慣，必須先注意到現在你在無意識中的習慣。舉個常見的例子，在做文書工作時吃零食，或是在飲酒時吃下酒菜，還有其他因為「想嚼點東西」「自然而然」就吃下的食物，都是無意識中的習慣。請試著在筆記本或手機的記事本中寫下紀錄，了解自己飲食生活中的無意識習慣。

【STEP 3　行動與記錄】

接著，在開始採取新的行動後，請留下紀錄。除了手寫在筆記本上、記在手機裡的記事本，我也建議各位利用減重APP等工具。留下紀錄後，可以比較現在的紀錄和過去身材纖瘦時的飲食與生活習慣，知道自己是為何發胖。

【STEP 4　經常修正】

定期確認自己的行動與結果，例如訂定的目標會不會太過勉強？目標是否扎根在自己的生活方式之上？如此一來，就能發現是否有必要修正自己的目標與行動。

這四個步驟，和業務管理使用的PDCA循環類似。相信有些讀者很熟悉這樣的管理方式。經常修正可以更容易養成習慣，幫助我們更接近理想中的體型。

減重習慣持續愈久，效果愈明顯

養成一項習慣需要多久的時間呢？根據一分刊載在《European Journal of Social Psychology》的研究，要習慣一種行動，需要的平均日數是六十六天。

此外，習慣養成顧問古川武士提出，養成習慣所需的時間分成三種，分別是一個月、三個月與六個月。

一個月就能養成習慣的，是學習、寫日記、閱讀書籍、收拾整理等「與行動有關的習慣」。需要三個月才能養成習慣的，有慢跑、重量訓練、早起、戒菸等「和生物節律有關的習慣」。減重也和生物節律有關，因此歸類在三個月的類別中。

附帶一提，需要長達六個月才能養成的，是獲得正向思考、邏輯思考的能力，擺脫完美主義等等「與思考相關的習慣」。其實，「改變思考」也是減重必須的一個步驟。也就是說，**減重最短必須持續六個月，若能持續一年、兩年，就愈來愈能養成習慣**。許多人在只進行二～三個月的短期集中型減重計畫結束後都會復胖，由此也可以看出，改變思考是非常重要的。本書也會告訴各位「改變習慣才是真正的減重」，我們必須修正過往對減重的想法。改變對減重的負面印象，才能將接下來章節介紹的飲食方式與行動培養成習慣。

請一定要先改變「減重很痛苦，所以要在短期內集中進行」的想法，試著持續減重最少六個月。請以這種長期觀點繼續閱讀本書，若你能持續減重一年、兩年、五年甚至十年，減重就會成為你的習慣，你也會擁有不容易復胖的身體。

幫助你持續執行，養成習慣的訣竅

慢慢改變

要養成習慣，需要時間。因此「持續執行」很重要。不過，困難的也正是這一點。想要持續一件事，是有訣竅的。以下我將介紹這些訣竅。

剛剛在第一章提過，人體具有將生理條件保持在一定狀態的體內恆定功能。這一項功能是人類的生存所需，因此劇烈的變化會給人的身心都帶來很大的負擔，體內恆定也會強力運作。

也就是說，若每天的行動有劇烈的變化，這樣的減重方式很容易復胖，因此減重必須慢慢改變。然而，許多人都會訂定會帶來劇烈變化的目標，例如「從今天開始完全不吃甜食」「每天早上慢跑一小時」「一個月要瘦下五公斤」等等。這種彷彿全力衝刺的目標設定，反而會促使體內恆定將你拉回原本的狀態。就像小學參加長跑比賽時，常會看到「一開始領先的人，反而很快就掉隊」是一樣的情形。

那麼，現在讓我們一起試著思考該怎麼訂定目標。

以上提到的三個目標，可以改成：

「從今天開始完全不吃甜食」↓「把每天都吃的甜食改成兩天吃一次」

「每天早上慢跑一小時」↓「兩天慢跑一次，每次十分鐘，雨天就休息」

「一個月要瘦下五公斤」↓「一年瘦下五公斤」

慢慢改變的方法，在減重之外也一樣有效。我有一個朋友，為了養成早起的習慣，每天都把鬧鐘往前調一分鐘，再加上養成在 clubhouse 直播的習慣，最後成功將起床時間從早上八點提前到五點多。我自己也在讀高中時，每天都比前一天多做一下伏地挺身，最後在《挑戰冠軍王》電視節目的伏地挺身全國比賽留下一〇五五次的紀錄，獲得亞軍。

慢慢改變的好處，在於不會讓人感到痛苦，也就比較容易持續。長期的累積會帶來很大的成果。

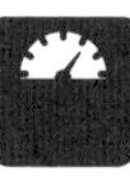

找出樂趣所在

多數人都對減重有負面印象，認為它是一件很痛苦的事。不過，這其實只是因為大家都用了太過勉強的減重方法。若你曾經採取極端的飲食控制或強迫自己運動，相信只要回想一下那段經歷就會明白。

其實，只要用適當的方法減重，不用勉強也能逐漸接近自己理想中的體型，同時還能改善身體狀況，是非常開心的一件事。而且，正因為開心，所以會順利；因為順利，所以更開心。這會形成一種正向循環。

如果你不擅長運動，建議用健走取代慢跑。如果你生活忙碌，那麼推薦在通勤時利用車站的階梯取代健走。重點在於，開始減重的第一步必須選擇有趣、輕鬆又能長久持續的方法。如此一來，你才會漸漸覺得動動身體是很輕鬆的，也才會進一步想要「出去散步」「試著健走」「嘗試慢跑、重量訓練」。

請試著回想小時候暑假時做的廣播體操，每次參加時都能收集印章，有些人還會因此早起。剛開始減重時，你也可以在達成每天的飲食或行動目標時，在檢查表上蓋印章，或是貼上貼紙。

找出樂趣不但可以幫助你持續執行，也可以當成改變行動的契機。瑞典有一項社會實驗指出，將車站的階梯改造成踩上去時就會響的鍵盤，走階梯的人便增加了六十六%。請一定要試著想出讓你能覺得減重很有趣的方法。

此外，注意「身體狀況與體型的變化」，也能幫助你找出減重的樂趣。即使體重沒有太大的變化，只要注意到「最近身體狀況不錯」，就會比較容易持續，體重也會漸漸減輕。不過，如果不注意身體狀況的變化，只在意體重沒有下降，就會找不到減重的樂趣，也很難持續下去。

讓身邊的人幫你一把

各位知道為什麼比起去一般的健身房，參加個人健身房的人減重成功率比較高嗎？這是因為個人健身房必須向教練報告每天的飲食。我之前說過一個成功養成早起習慣的朋友，他的情況也是一樣的。只要讓身邊的人幫你一把，成功率就會比你一個人埋頭苦幹來得高。

即使是傳統的健身房，只要認識的人愈來愈多，也會比較容易持續。如果彼此建立起不錯的交情，對方可能還會教你如何正確健身。

除此之外，對身邊的人宣告「我要開始減重」也是不錯的方法，將家人、朋友都拉進來，彼此報告每天的飲食與運動，就會提升能持續下去的機率。另外，跟一起減重的朋友一起訂定令人期待的目標，例如「如果達成這個目標大家就一起去吃美食」，也是不錯的方法。

此外，還可以利用幫助尋找同伴、養成習慣的APP，或是LINE社群等線上工具。

不過，我在實際試著使用後，發現了幾個大家一起進行不當飲食限制、對健康有害的危險社群。若想要利用這類工具，請選擇以健康為優先，緩慢減重的社團。

我自己也建立有「減重九成靠習慣」（ダイエットは習慣が９割）的ＬＩＮＥ社群，請各位讀者一定要來參加。

利用機制

在「開始減重囉！」的強烈意志下開始的減重計畫，雖然開頭是好的，但往往難以持續續下去。

我們必須以「習慣化減重」為目標。

首先，**請把你已經養成的習慣與減重結合**。在原本已經建立的習慣上加入新的減重習慣，例如，比起「每天做伸展操」，更好的方法是「每天洗完澡做伸展操」，比起「每天量體重」，更理想的是「起床上廁所之後量體重」。

生活不太規則的人，建議可以利用智慧型手機的備忘錄或行事曆的通知功能。例如在睡前幾個小時訂鬧鐘催促自己洗澡；以文書作業為主的人，也可以利用鬧鐘功能提醒自己每三十分鐘～一小時要起身走動，做伸展操。

還有一個方法，是先付好錢，藉此逼迫自己減重。例如昂貴的個人健身房就是這種典型，也可以購買新的慢跑鞋、運動服飾或運動器材。在飲食方面，許多人都說「我知道每天都該吃蔬菜，但想持續這個習慣真的很難」，不過，訂了蔬菜的定期配送或是宅配冷凍便當之後，你就會覺得「不吃掉很浪費」，蔬菜攝取不足的狀況也會迎刃而解。

還有一個可以養成習慣的超強方法，叫作「if then 計畫」，也就是「如果（if）做了○○，接下來（then）就做 ××」，將觸發點與行動組合在一起，就像「如果吃了東西就要刷牙」一樣，許多人都是藉由這個方法自然地養成了習慣。

想瘦身，還可以試試看「吃一口就放下筷子」這個方法，如此一來，咀嚼的次數就會增加，可以防止狼吞虎嚥或吃太多。

想養成好習慣，建議採用不費功夫就能行動的方法，或是立刻就能行動的設計。例如，如果想要早上起床後運動，把運動服放在寢室有助於採取行動。還有，購買新的筷架或筷子，就能提醒自己每吃一口後都要放下筷子，養成充分咀嚼的習慣。

告別壞習慣的方法

相反地，我們該如何才能與壞習慣告別呢？

有些客戶是因為想減重而接受我的飲食指導，其中許多人飲食生活都很混亂。在我指導過的客戶中，許多男性都是蔬菜攝取不足，且攝取的熱量過高；女性則有很多人戒不掉甜食。**想和這些壞習慣說再見，建議使用一些讓壞習慣會變得很麻煩的方法。**

例如，會吃太多零食的人，就不要買零食放在家，而是每次想吃的時候再出門買。如果要買零食放在家裡，建議選擇堅果、水果、豆漿、蛋白營養棒等代替品。如果家人會買零食，請把它們放在櫃子裡，或是其他沒辦法輕易拿到，也不會常常看到的地方。這是因為視覺與行動之間有非常密切的關係。有一分研究指出，人在肚子餓時會買下比平常多六十四%的東西。因此，請試著好好安排自己的生活，平常不要把零食放在眼睛經常會看到的地方，也不要在肚子餓時去便利商店或超市，下班回家也要挑選不會經過便利商店的路線。

之前介紹的「if then 計畫」也可以應用在戒除壞習慣上。舉例來說，若你的目標是「減少吃零食的量」，可以養成「吃了零食就喝水，接著吃水果」的習慣。訣竅在於掌握自己的壞習慣會在什麼時候發生，並設定行動規則。

人之所以會胖，往往在於壞習慣的累積。請好好想想你想戒掉哪些讓你發胖的壞習慣。

① 你想戒掉的壞習慣是什麼？

② 這些壞習慣會在什麼時候發生？

③ 你要怎麼戒掉這些壞習慣？

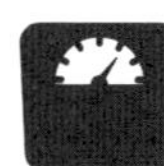

放棄完美主義

我希望各位能放棄靠著衝勁減重，同時也能放棄完美主義。信奉完美主義的人，往往會把事物劃分為「○或一○○」「白或黑」，而這些想法在減重時有害無益。

許多人都會在訂定減重目標以後，打破規定吃了零食，或是暴飲暴食。完美主義者往往會因為這些事情而覺得「這次還是瘦不下來」，因而放棄減重。

然而，這時候**如何轉換心情，才是減重能否成功的關鍵！**

吃了不該吃的東西，沒去運動，不但沒瘦下來還更胖了……當你因為這些理由而自責，請問問自己：「我到底想怎麼做？我之後想怎麼做？」

你心中應該會有這樣的期待：想擁有理想的體型、想要健康的身體、想帥氣地穿上西裝……！不論你吃下多少東西，請想像著你理想的身材，好好轉換心態。社會人多少會有必須參加聚餐的時候，如果連續好一陣子都很忙，難免也會吃些調理包或速食。不過，已經吃下去的東西確實無計可施，只要從現在開始修正方向就好。

從今天開始，當你收到伴手禮點心，或是有無法拒絕的聚餐，就把這一天當成「作弊日」吧。如此一來，你就不會在享用美食的時候產生罪惡感，也不會因此累積壓力。

附帶一提，大眾多認為作弊日是減重生活中的獎勵，想吃什麼、吃多少都沒問題，但這個觀念是錯誤的。

持續減重，保持減少熱量攝取的狀態，會讓大腦判斷身體正處於飢餓，並降低代謝。這會讓原本順利下滑的體重開始停止，進入所謂的停滯期。為了打破停滯狀態，暫時大吃可以欺騙大腦，讓大腦誤以為「現在不是飢餓狀態」。如此一來，代謝就會恢復正常，接著再繼續以減少體重為目標。以上就是作弊日的設定原理。

不過，其實我原本就反對「設定作弊日」這種減重方法。若你不是運動員等特殊職業，真的沒有必要使用這種嚴苛到會累積壓力，讓你必須獎勵自己的減重方式。太過追求完美，本來就會招致挫折。

減重不是短期決勝負，而是一輩子持續的習慣，沒有必要每天都維持在毫無失誤的一百分。只要一週的平均達到六〇～七〇分就很棒了。你不須要堅持完美主義，也不須要一下子就放棄。就像改變習慣一樣，以一點一點慢慢改變為目標就好。

第三章

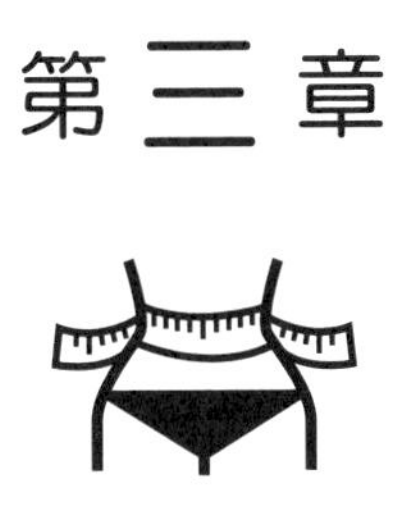

設定不復胖的健康減重目標

不可以把體重當成減重目標

漫無目的的減重會失敗

A意氣風發地宣示：「我今年一定要瘦下來！」

B說自己的目標是：「半年後辦婚禮時要瘦五公斤！」

相信很多人都會覺得，當這兩人同時開始減重，B的成功率會比A來得高。

我相信有很多人都像A一樣，每年的新年目標都是減重。不過，減重的目標愈明確，就會愈順利。像B這樣有期限，又有具體的目標，減重的成功率也會隨之提昇。

實際上，在我指導的客戶中，像B這類客人的減重成功率非常高。除了這種為了特定事項而瘦身的客戶之外，被醫師警告「再不減重就會死」的客戶，也會有很強的目標意識，因此減重的成功率很高。這就跟參加個人健身房的人具有「付出很貴的費用」的心理準備，因此成功率很高是一樣的道理。

那麼，現在我要問一個問題。

你是為了什麼而減重的呢？

不知道有多少人可以立刻回答這個問題。不過，即使你現在沒有明確的目的，也不用擔心。先不用想得太難，試著想一下自己想要瘦下來的理由。以下是一些常見的減重目的。

- 為了健康，為了長壽
- 想當個帥氣的爸爸、美麗的媽媽
- 想當個活力充沛的爺爺、奶奶
- 為了出國旅遊
- 為了去海邊、穿泳裝
- 為了戀愛、聯誼

・為了穿衣服好看
・必須在大眾面前亮相

如何呢？即使你想要減重的目的比較特殊，也沒有關係。**減重成功的第一步，就是先弄清楚你想瘦下來的理由，以及為什麼你必須瘦下來。**

比起體重，建議把外觀體型當成目標

明確訂定減重目的之後，下一個要思考的是目標。

許多人都會以減少體重為目標，例如「夏天之前要瘦五公斤！」「體重要降到六開頭！」其實，這是個陷阱。

只以體重數字為目標的減重，很容易失敗。

事實上，短期內的體重變化，絕大多數是來自水分的增減。今天的體重比昨天少一公斤，但隔天又多了一公斤，這個現象非常常見。而且，體重也不會一直以同樣的速度下降。

每天都因為體重數字而感到喜悅或憂慮，會導致壓力累積，反而引發食欲爆發，無法控制，結果更容易復胖。

即使是同樣的身高與體重，肌肉的生長與體脂肪的量不同，體型看起來也會完全不一樣。舉例來說，同樣都是一七〇公分高，八十六公斤重，肌肉量多的健美先生、健美小姐，和沒有運動習慣的人，體型會有非常巨大的差異。這是因為肌肉的密度比體脂肪高，同樣體積的肌肉與體脂肪相比，肌肉會比較重。

因此，那些讓各位心生嚮往，身材結實的模特兒、演員與運動員，實際的體重多半比看起來還要重。

減重最重要的不是單純地減掉體重，而是「減掉體脂肪」。只以體重為目標，常會因為肌肉流失，體重下滑，而誤以為減重已經成功，其實這是一次失敗的減重。若能在不減少肌肉的前提下減少體脂肪，體型才會變得更結實。

只以體重為目標是不夠的。請將體脂肪與體型當成比體重更重要的目標。

設立減重目標的方法

體重與體脂肪的參考目標

剛剛說明過，減重時不要只注意體重數字的理由。不過，長期的體重變化可以當成減重的參考。

我推薦的減重速度是**「一個月減掉的體重必須在目前體重的一%以內」**。

之所以設定成「以內」，是為了讓各位不要把沒有達成目標當成失敗。完美主義通常會讓減重遭受挫折。如果沒有達成目標，只要告訴自己「有時候也會有這種狀況」，從今天開始繼續努力就好。

請先把上面這段話看進心裡，接下來我想談談體重數字。

許多人都會把體重當成判斷胖瘦的指標。但之前提過，我們每天的體重變化幾乎全都來自水分的攝取與排出。因此，請不要只看體重，要和體脂肪合在一起觀察數字的變化。不過，實際上家庭用的體組成計量出來的體脂肪率，會因為製造商與機種而有所差異。此外，若要以體脂肪率來判定肥胖度，就連體組成計大廠 TANITA 和歐姆龍（OMRON）兩者的標準都不一樣。舉例來說，如果是四〇多歲的男性體脂肪十一％，在 TANITA 的標準算是「纖瘦」，但歐姆龍卻認為是「標準」。即使是同一個人，在相同條件、相同體組成計的測量下，有時數值也會有所變化，在利用體組成計時，請把數值的增減當成參考就好。

還有一個評估肥胖度的國際性指標，就是ＢＭＩ。

ＢＭＩ是 Body Mass Index 的簡寫，是一種表現肥胖度的指標，利用下列算式計算體重與身高，就能得到結果。

ＢＭＩ（kg／m^2）＝體重（kg）÷身高（m）÷身高（m）

舉例來說，要算出一個身高一六〇公分，體重六〇公斤的人的ＢＭＩ指數，算式會是這樣：

60（kg）÷1．6（m）÷1．6（m）＝23．4（kg／m^2）

不同年齡的標準會有所差異，三〇～五十九歲的人BMI在二十二時，最不容易罹患與肥胖相關的疾病，如糖尿病、高血壓、高血脂等等。

附帶一提，身高一六〇公分的人，BMI在二十二時的體重，可以用下列公式算出來。

22＝X÷1．6÷1．6

22×1．6×1．6＝X

BMI 與體脂肪率對應的體型

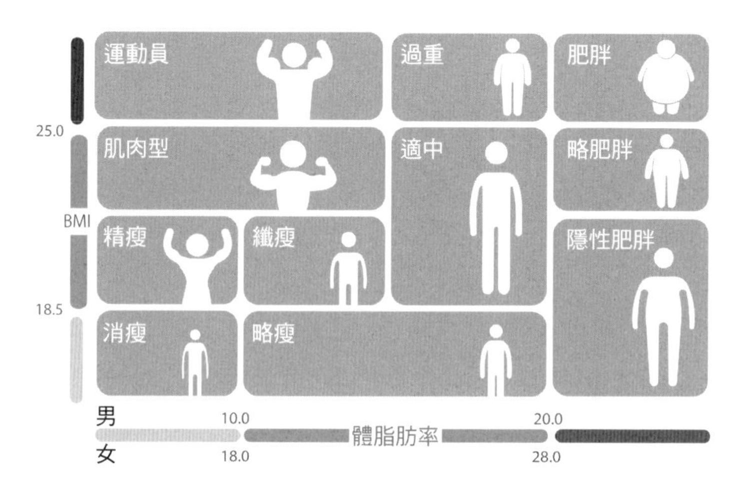

X＝56．32kg

根據統計資料，ＢＭＩ達到二十五以上時，較容易發生糖尿病、高血壓等與肥胖高度相關的疾病。

如果你並不在意體型，減重的目的主要在於健康，可以用下列ＢＭＩ值與體脂肪率當成一項指標，訂定自己的目標。具體來說，理想的ＢＭＩ應在二〇～二十五之間，男性的理想體脂肪率為二〇％以下，女性則為二十八％以下。

減去一公斤體脂肪所需的卡路里

想要健康減重，關鍵在於減掉體脂肪。想要減掉一公斤的體脂肪，須要消耗多少卡路里呢？

答案是約七二〇〇大卡。

若要用一個月減去一公斤的體脂肪，平均為七二〇〇÷三〇天＝二四〇大卡，也就是一天必須多消耗掉二四〇大卡。二四〇大卡約等於一碗白飯（一五〇公克）、一個銅鑼燒，或是一瓶五〇〇毫升的氣泡酒。此外，若要用運動來消耗，約需要一小時的健走，或是三〇分鐘的慢跑。有些人或許會覺得很簡單，但對於生活忙碌或是沒有運動習慣的人來說，或許就不太確定能不能做到。

那麼，請把目標先設定在它的一半，也就是一個月減掉〇．五公斤體脂肪。三六〇〇大卡÷三〇天，算出來的結果是一天必須多消耗一二〇大卡。這也是我建議的減重速度。請看看這個數字，或許可以改變你對於「減重＝痛苦」的印象。

改變習慣也是目標之一

成功的減重不僅是變瘦，還包括建立瘦下來之後能夠維持體型的生活習慣。

因此，在設定目標時，也必須把改變生活習慣列進去。

吃飯速度很快的人，必須養成充分咀嚼的習慣，晚上很晚才吃飯的人，只要建立睡前三～四小時吃完晚餐的習慣，不用勉強自己，體重就會下降。平常從事文書工作的人，請以多走樓梯，不坐手扶梯或電梯為目標。

每個人缺乏的瘦身所需生活習慣都不一樣，請試著利用本書結尾列出的每日習慣列表，若能全部都做到書中所寫的項目是最理想的。不過，請不要急著一次改變所有的生活習慣，建議從做得到的項目開始慢慢嘗試。之前已經提過，習慣要慢慢改變，比較能成功。

當你已經明確想到須要建立的習慣之後，請試著設定每天的小小行動目標。例如，完全不運動的人想要建立運動習慣時，請設定一天步行一分鐘以上，一天做一次以上的深蹲，或是一次以上的伏地挺身等等簡單的目標。行動愈簡單，成功率愈高，也愈容易持續下去，養成習慣。

重點在於「～以上」這一點。從腦科學來看，只要開始行動，我們的幹勁開關就會啟動。即使只打算走一分鐘，只要踏出步伐，自然而然就會走上五分鐘、十分鐘。只要做一次深蹲，可能就會做兩次、三次。不過，忙碌或疲累時，當然也可以只做一分鐘或一次就結束。相反地，有時間或體力時，建議以更新自己的紀錄為目標。

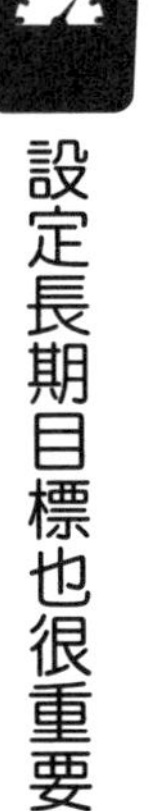

設定長期目標也很重要

定期檢視達成度，調整目標，也是很重要的一件事。

許多因為婚禮等活動而開始減重的人，都會在達成目標後復胖。原因之一在於他們並沒有設定活動結束後的目標。減重須要長期規劃。請用你自己的步調以一星期、一個月或其他頻率檢視達成度，並修正目標。

此外，我建議各位分別設定一〇年後、二〇年後的長期目標（①）、半年～一年後的中期目標（②），以及為了養成每天的減重習慣訂定的小小行動目標（③）。

①長期目標

例如：

・想要一直享受旅行的樂趣

・希望自己到八〇歲、九〇歲還是能享受現在的興趣
・不論到了幾歲，都想持續運動、持續挑戰

②中期目標

建議列出一些活動，例如：
・想挑戰檀香山馬拉松
・想去沖繩或國外的美麗海灘
・想拍攝家族寫真

③小小行動目標

建議慢慢增加想要培養的習慣，例如：
・每吃一口食物就要放下筷子或湯匙
・洗澡前要做一次深蹲

我曾經參加過環繞世界一週的郵輪旅行。船上有許多七〇多歲、八〇多歲的參加者，高齡者還能享受旅行，前提是必須擁有健康。請不要只以一～兩個月的短期觀點思考，想想未來的健康，以輕鬆、悠閒的步調建立減重目標。

接著，請利用下一頁的「健康減重・目標設定表」，具體寫下你的減重目的、目標、理想體型、目標實現後想做什麼等等內容。明確訂定減重的理由，為何須要減重，並想像達成目標的自己，如此一來，就能一口氣朝著成功減重前進一大步。即使在減重途中改變目的或目標也沒關係，請先問問現在的自己，將現在的想法寫下來。

健康減重・目標設定表

Q. 減重的目的是什麼？

Q. 為什麼想達成這個目的？

Q. 想要什麼樣的體型？

Q. 哪個公眾人物是你的理想體型？

Q. 達到理想體型之後，想做什麼？

Q. 達到理想體型之後，你會有什麼感覺？

Q. 瘦下來的 1 年後、10 年後，你想做些什麼？

第四章

能瘦下來的飲食習慣「該怎麼吃才對」

最輕鬆有效的減重方法① 記錄

坊間有各種不同的減重方法，若要我從過往的指導經驗中舉出對每個人都有效的方法，那就是「記錄」和「充分咀嚼」。

而且，這兩種方法不須要花錢，每個人都能立刻開始實現，不須要勉強自己，自然而然就能減少食量，還能讓你的飲食更均衡。

記錄自己吃下的食物與喝下的飲料

雖然有些突然，但我想問各位一個問題。

你記得昨天吃下的所有食物嗎？

不知道有多少人能夠立刻回答這個問題？事實上，煩惱自己「明明沒吃什麼卻變胖」

的人，其實多半吃了不少東西，只是不記得而已。

因此，我希望著手開始減重的各位，首先能記錄自己的飲食。記下自己每天吃了什麼，找出發胖的原因，減重的成功率也會隨之提高。

一定要記錄的有三項：「①吃下、喝下的所有食物、飲料，②體重，③體脂肪率」。

每天記錄之後，便能看出哪些飲食會造成體重與體脂肪率的增減。也能看出缺少哪些食材，了解自己的飲食生活。我現在進行的飲食指導也以這種紀錄為基礎。

除此之外，在記錄飲食時，建議一起記下身體狀況的變化。

剛開始減重時，人們對於體重與體脂肪率的數字變化多半會比較敏感。不過，體重和體脂肪率不會在短期內有劇烈的變化。如此一來，可能會因為體重遲遲無法減輕而感到壓力，導致更難瘦下來，這是很可惜的。請注意自己的身體狀況，若是能夠改善生活，讓身體更舒服，體重多半也會在之後慢慢降下來。

你可以製作一本飲食紀錄手冊，記下早餐、午餐、晚餐與零食，以及體重和體脂肪。最近坊間有一些能夠記錄飲食與體重的APP，也不妨加以應用。例如「asken」「calomeal」「calomama plus」「MyFitnessPal」等等。體重紀錄我建議可以使用「simplediet」

「SmartDiet」「humming」「只要早上量體重就能做到的diet」（朝はかるだけダイエット）等等。這些APP都是免費的，請試著找找看哪一個對你來說比較好用。有些飲食記錄APP會告訴你哪些營養素攝取不足，不過，APP的建議請當成參考就好。關於飲食的知識，我會在本書的第五章講解。

體重與體脂肪該怎麼量

體重與體脂肪，每天都必須在同樣的條件下測量。

基本上，**請在早上起床上過廁所後測量**。早上起床後，由於跟前一餐已經隔了一段時間，量出來的體重落差會是最小的。相反地，用餐、運動與洗澡前後，體內的水分量都會改變，體重也較容易變化。請養成起床後先量體重，再喝水、吃早餐的習慣。

我們的體重有時會在一天內發生一～兩公斤的變化。這是因為水分的攝取與排出。體內的水分會和鹽分或糖分一起攝取或排出。也就是說，我們進食時，體內的水分當然會和鹽分或醣類一起增加，去洗桑拿浴或運動後流汗，體重會大幅減輕，也是相同的道理。

我以前曾經是腕力比賽（用體重分組的競技）選手，在量體重之前，我會讓自己流汗，藉此減輕體重。有些人以為「流汗就會瘦」，事實上，流汗幾乎不會讓體脂肪減少，只是減少了身體的水分而已。

因此，短期間內的體重增減不能說是變胖或變瘦。再強調一次，只在意體重的增減會造成心理壓力，反而會讓你更難瘦下來。建議在記錄數字時，也將數字畫成圖表，用長期的觀點檢視。尤其是女性，由於月經週期的影響，有一段時間會特別容易累積體內的水分，所以必須以一個月以上的單位長期觀察。

最近市面上出現了許多和專用APP連接，能夠將體重與體脂肪率畫成圖表的體組成計，可以輕鬆記錄數字，也比較容易持續下去。之後打算購買體重計的人，可以考慮購買這類機種。

此外，也建議各位定期拍攝全身照片，量測腰圍等體圍。這是因為即使體重和體脂肪率沒有改變，腰圍和體型也常常會有所變化。

量測腰圍時，請注意量測的位置應與肚臍同高，和地板平行，每次都要在相同的條件下量測。也可以拍攝在社群網站的減重帳號上常看到的全身照片。記錄自己開始減重前的體型，之後才會更容易看出外觀的變化。雖然這個方法有些激烈，但看著自己剛開始減重時的體型，還有防止復胖的效果。

最輕鬆有效的減重方法② 充分咀嚼

進食速度太快會導致肥胖

二〇一〇年，日本岡山大學針對一三一四名不在肥胖範圍內的人做了三年後的體型變化調查，發現在進食速度快的群體中，三年後有六．二％的人成為肥胖體型，而進食速度不快的群體有一．四％的人在三年後變胖。影響肥胖的原因有很多，不過，在「常吃脂肪含量高的食物」「總是會吃到十分飽」「吃飯時間不規則」等全部共有十二項的習慣中，又以「進食速度快」的影響程度高出其他習慣許多。

進食速度快之所以會胖，最大的原因是吃下去的量會變多。

人的飽食中樞會因血糖上升而受到刺激，發出抑制食欲的指令。飽食中樞會在開始進食後約十五～二〇分鐘後開始感覺到刺激，因此請盡量花十五分鐘以上的時間進食。

充分咀嚼是一個有效防止進食過快的方法。養成充分咀嚼的習慣之後，你就只會吃到八分飽，不會吃得太飽。

這個方法的重點在於，它和忍著不吃零食或自己喜歡的食物，藉此來減少食量不同。這方法不須要勉強自己，可以自然地減少食量，因此不會造成壓力，也不會因為反作用力而造成復胖。

在我進行飲食指導時，只是請學員提醒自己充分咀嚼，就有許多學員告訴我：「我吃的是平常的食量，但是還沒吃完就飽了」「只吃了開胃菜沙拉就飽了」「我平常都要吃兩個飯糰，現在吃一個就飽了」「不想吃餐後甜點了」。

充分咀嚼能提高消耗的熱量

早稻田大學體育科學學術院與國立研究開發法人醫藥基礎・健康・營養研究所的研究團隊在二〇二一年發表了一項研究，指出在吃下固體物時咀嚼，在飲用液狀飲料時也咀嚼，可以增加餐後的熱量消耗。

進食速度過快之所以會造成體重增加，除了吃下太多的食物之外，還有一個原因是DIT（Diet Induced Thermogenesis；攝食產熱效應）的降低。DIT指的是進食之後，即使安靜不動，代謝量也會增加。其實，我們一天消耗的熱量中約有一〇%是來自DIT，用完餐後身體會比較溫暖，也是來自DIT的影響。

那麼，具體來說，到底要咀嚼幾次才好呢？一般常聽到的說法是「每一口都要咀嚼三〇下」，不過，一律都咀嚼三〇下其實並不適當，而是應該根據每一口的量和食材改變咀嚼的次數。

我建議不要以次數來規定，而是「感覺到自己嘴裡的食物已經咬碎，咬到不能再咬為止」。如果是麵包這種柔軟的食物，咀嚼三〇下就夠了。若是糙米這種有嚼勁的食物，可能要咀嚼到六〇下。從前，我曾經數過一小把綜合堅果要咬幾次才會到極限，結果要超過一百下。建議在用餐時不要去數自己咀嚼的次數，而是好好品嚐食物的味道，咀嚼到食物變成膏狀為止。

附帶一提，我過去擔任警察時，進食速度也很快。雖然原因不只有這樣，但當時我的體重比現在重約一〇公斤。也有調查指出警察的肥胖率頗高（若有警界相關人士需要飲食指導，請聯絡「減重警察」。我相信自己有些經驗可以提供參考）。

充分咀嚼還能改善睡眠品質和健康狀態

充分咀嚼，慢慢進食，體內會分泌更多消化酵素與提高免疫機能的ＩｇＡ抗體，可以改善腸道環境，防止消化不良。尤其是晚餐時間較晚，或是早上沒有食欲的人，吃晚餐時充分咀嚼，可以減輕睡眠時腸胃的負擔，提高睡眠品質，或許能改善早上的食欲。

充分咀嚼能增加唾液的分泌，唾液中含有一種促進肌肉與骨骼發育的成長荷爾蒙「類唾腺荷爾蒙」。即使已經成人，我們的肌肉與骨骼仍在持續代謝，因此不論是哪個年齡，成長荷爾蒙都很重要。請告訴自己「好好咀嚼可以讓身體分泌成長荷爾蒙，不但會瘦還能變年輕」，如此一來，應該就能更容易養成充分咀嚼的習慣。此外，咀嚼可以促進唾液分泌，也有預防牙周病的效果。

由此看來，**充分咀嚼不但有助於減重，對健康也有幫助**。嘴饞時，也可以嚼嚼口香糖。

不但有放鬆心情、增加唾液的效果，還可以防止吃下多餘的零食，鍛鍊下巴與舌頭，讓臉看起來變小。請注意嚼口香糖時須平均使用左右兩邊的牙齒，並選擇無糖口香糖，以預防蛀牙與攝取更多熱量。

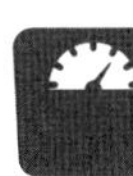

如何養成咀嚼習慣

讀到這裡，相信各位都已經理解充分咀嚼的重要性。不過，光是告訴自己「從現在開始我要好好咀嚼！」也不是每個人都能保證做到的。

接下來，我要告訴各位幾項能夠將「花時間好好吃東西」變成習慣的訣竅。

①在餐桌上放新的筷架或時鐘

想要養成充分咀嚼的習慣，有一個很有效的方法，就是使用筷架。請在每次把菜餚送進嘴裡之後，都把筷子放到筷架上。咀嚼的次數會自然增加，進食的時間也會變長。此外，要養成新的習慣時，使用新的東西會比較容易成功，因此也可以買一雙新的筷子。另外還可以在餐桌上放一個小一點的時鐘，提醒自己盡量吃飯吃久一點。在第二章提到過，零食要盡量收在眼睛看不到的地方，這是因為視覺很重要。想要養成充分咀嚼的習慣，也要依靠視覺。用餐前，當我們看到筷架、時鐘和新的筷子，就會提醒自己必須充分咀嚼。

②不要邊吃飯邊做事，集中精神感受食物的美味

邊做別的事邊吃飯之所以不好，有一部分的原因在於注意力集中在別的事情時，會忘了咀嚼，也感覺不到食物的味道。而且，神經也無法放鬆，容易引發自律神經失調與消化不良。

尤其是午餐，許多人會因為忙碌而在辦公桌上邊做事邊吃。請試著停下手邊的工作二〇分鐘，專心吃飯。工作與休息之間建立明顯的界線，反而會提昇工作效率。

③使用小尺寸的餐具

使用小一點的飯碗，食量會比較容易減少。

也可以嘗試用小一點的湯匙或叉子用餐，一口吃下去的量變少，一餐中的咀嚼次數自

然就會增加，用餐時間也會拉長。

④用餐時少喝一點水

有些人習慣在用餐時喝水或喝茶，建議在養成充分咀嚼的習慣之前，先盡量不要喝。這是因為在用餐時喝水，口中的食物可能會跟著水一起不小心嚥下去。只要沒有發生這種情況，用餐時適度飲水本身並沒有問題。

正念飲食（Mindful eating）

充分咀嚼，集中注意力的進食方式又稱為「正念飲食」或「飲食冥想」。這是谷歌、微軟等美國大型ＩＴ企業會使用的方法，因此在日本也流傳開來。它可以說是正念（Mindfulness）的飲食版。接下來，我要介紹使用正念飲食的方法。

在吃飯前，請先說「我要開動了」。

不只要說出這句話，還要感謝成為食材的生命，無論是動物還是植物，也要感謝製作餐點的人。在感謝的心情中用餐，可以防止邊做事邊吃飯和進食速度過快。

每次把食物放入口中之後，都要放下餐具。先感受食物的口感，請注意舌頭的觸感和咀嚼時的嚼勁。接著，請充分咀嚼食物，直到口中的食物變成稠狀。請注意，不要只是咀嚼，還要好好品嚐食物的滋味，如此一來，就能感受到食材的原味，還有它的變化。

當口中的食物變成稠狀，已經無法再咀嚼時，再將它吞下去。

接著，請隨時確認自己的飽足感，感覺到有六分至七分飽時，就要提醒自己結束進食。

心懷感謝地說出「多謝招待」，藉由「真好吃」和「我滿足了」提高飲食的滿足度，可以防止吃個不停和食量增加。

像這樣一口一口慢慢品嚐，就會發現平常用餐時沒有感覺到的細微風味與口感。培養減重的習慣，其實也是在面對自我，所以很推薦偶爾使用正念飲食的方式用餐。

先吃配菜&最後吃碳水

用餐時，應該有很多人都是從蔬菜開始吃的吧。不過，其實不用限定於蔬菜，只要先吃配菜，再吃碳水就好。這是因為，肉類和魚類等蛋白質與脂肪會促進腸泌素這種荷爾蒙的分泌，具有延遲醣類吸收的效果。

提醒自己先吃配菜，還能幫助維持營養均衡。舉例來說，早上本來只吃麵包和咖啡的人，會開始思考「要不要加沙拉或雞蛋」；午餐常常只吃飯糰或泡麵的人，也會因此產生「去便利商店看看熟食配菜區」的念頭，因而採取行動。

不過，其實我們不須要吃完所有配菜才開始吃碳水化合物。根據一分先吃蔬菜與血糖值的關聯研究顯示，只要用餐開始的前五分鐘不吃碳水化合物，就能讓血糖緩緩上升。請不要太過堅持完美，充分咀嚼，好好享受用餐時間。

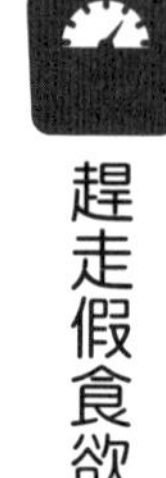

趕走假食欲

「肚子明明不餓卻想吃東西，就是嘴饞」。開始指導客戶飲食之後，我發現很多人都是因為「假食欲」而發胖。

當你吃完一餐沒過很久，卻又開始想吃東西，請先思考這真的是飢餓帶來的食欲嗎？建議先試著評估自己的飢餓等級。

等級1……很飽
等級2……還吃得下
等級3……有點餓
等級4……有明顯的飢餓感
等級5……非常餓

請試著用這個分級評估一下自己的食欲。

等級 1 和等級 2 是假食欲。等級 3 也有可能是假食欲。飢餓狀態處於等級 1～等級 3 的範圍，但感覺到強烈的食欲時，請試試看以下的方法。

趕走假食欲的訣竅①【腹式呼吸】

深呼吸能使副交感神經活躍，讓身體放鬆，同時緩解壓力導致的食欲。感覺到假食欲時，請試著用以下的方法呼吸。從鼻子深吸一口氣後，花一〇秒鐘慢慢從嘴巴吐氣。請將肚子向內收緊，將身體裡面的空氣全部吐出來。接著再花五秒鐘慢慢吸氣，想像空氣進到體內，讓肚子向外凸出。吐氣和吸氣加起來是一組，請重複進行三組深呼吸。

趕走假食欲的訣竅②【喝點溫的飲料】

感到假食欲時，若有時間，請試著喝一點溫開水、黑咖啡或熱茶。溫熱的飲品可以讓人心情穩定。建議也可以特地準備熱騰騰的飲料，如此一來，在等待飲料冷卻到可以入口的時間內，假食欲就會自然消退。若沒有時間，喝點常溫或冷飲也有一定程度的效果。

趕走假食欲的訣竅③【刷牙・漱口】

刷牙和漱口可以讓口腔清爽，讓人重振精神，有時也有趕走食欲的效果。尤其是刷牙後，會讓人覺得「好不容易刷完牙，還是不要再吃東西了」，因此減少吃零食的次數。請一定要試試看這個方法。

趕走假食欲的訣竅④【輕度運動】

外出散步轉換心情也是一個方法。若不方便出門，也可以當場做原地踏步或深蹲、踮腳尖等運動。

此外，也可以試著想想在第三章設定的減重目的與目標。

假食欲持續的時間不會超過五分鐘。若使用趕走假食欲的訣竅已經超過五分鐘，食欲卻沒有消失，可能是飲食限制或熱量不足導致的真食欲。這時，請不要勉強壓抑食欲，可以吃點堅果、魷魚乾、優格、水果等低加工食品，並充分咀嚼。

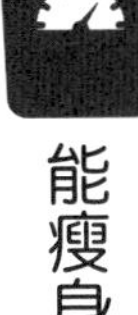

能瘦身的喝水法

剛剛推薦過用喝溫開水來趕走假食欲的方法，不過，我常常看到有些人說自己「喝水都會胖」，因此限制了水分的攝取。但是，人是不可能喝水也會胖的。這種人就是第三章提過的「只看體重數字的人」。而且，水分不足還會造成代謝下降。

附帶一提，有些女性雜誌會宣稱「水喝愈多愈會瘦」，這也是錯誤的觀念。對慢性水分不足的人來說，適量喝水確實有助於瘦身，但並不是喝得愈多愈好。

根據厚生勞動省的資料，人每天攝取與排出的水分約為二・五公升，其中約有一公升從食物中攝取，〇・三公升由體內製造，一・二公升為喝下的水分。

根據我的經驗判斷，由於蔬菜與水果攝取不足，有很多人其實沒有從食物中攝取到一公升的水分。因此，**建議各位一天要喝一・二~二公升的水**。當然，蔬菜吃得不夠的人，也要積極多吃。

此外，水分也會透過汗水和尿液等方式不斷向外排出，因此必須頻繁補充水分。尤其是冬天，氣候較為乾燥，流失的水分也較多，即使不感覺口渴，也要常常補充水分。

還沒有養成喝水習慣的人，請做好常常補充水分的準備。例如預備三個五〇〇毫升的寶特瓶，規定自己到中午為止必須喝掉一瓶，在下午四點之前喝掉第二瓶，晚上八點之前喝完最後一瓶。

喝果汁或咖啡時的注意事項

白開水之外的飲料飲用基準，必須以糖分和咖啡因來判斷。

從液體攝取糖分，容易導致血糖值不規則上升下降，大量飲用含糖飲料還會導致肥胖。大量飲用果汁、汽水等含糖軟性飲料，可能會引發「寶特瓶症候群」，不僅會導致肥胖，嚴重時還會意識模糊，甚至有生命危險。尤其是沒有運動的人，絕對不可以只喝運動飲料。運動飲料和經口補水液要在運動或體力勞動流汗後喝。

市面上的蔬菜汁和果汁，多半是去除了膳食纖維之後又添加糖分，不適合減重的人飲用。我建議各位不要把蔬菜和水果打成汁喝，而是去吃原形食物。如果是現打的蔬果汁，才可以喝。

若在較晚的時段攝取咖啡因，會導致睡眠品質下降。此外，適量的咖啡因有助於減重，但咖啡因具有利尿作用，攝取過多可能會導致暈眩、心跳加快、不安、顫抖、腹瀉、嘔吐。因此，不僅要注意咖啡的攝取量，含有咖啡因的茶類（綠茶、紅茶、烏龍茶等）也不可以喝太多。

附帶一提，日本國立癌症研究中心發現，人在一天喝下三～四杯咖啡時，死亡率會降到最低。不過，能量飲料多含有糖分和咖啡因，必須多注意。市面上也有無糖、無咖啡因的能量飲料，但都有添加物，因此不建議日常飲用。須要依賴能量飲料抵抗睡意的人，一定要先改善睡眠品質與睡眠時間。

不含咖啡因的茶飲（麥茶、南非國寶茶、牛蒡茶、杜仲茶、蕎麥茶等）雖然沒有咖啡因的壞處，但不論是什麼樣的飲料，都不能過量攝取。

能幫助瘦身的三餐比例

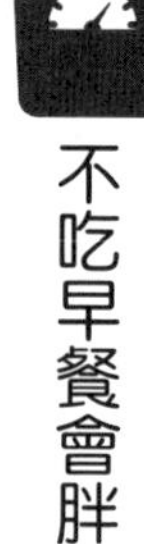

不吃早餐會胖

古早年代的人一天只吃兩餐，現代人吃太多了——有些人會因為這樣的理由提倡一天吃兩餐，但這是錯誤的觀念。我確實也不建議各位一天三餐都吃得很飽，但應該減少的不是用餐次數，而是每一餐的量。**一天吃三餐以上，是能夠健康瘦身的進食次數。**

在一天進食分量相同的前提下，分成三次進食比兩次更不容易胖。如果吃的是相同分量的相同食物，分成多次吃下，比較容易瘦。

觀察相撲選手的飲食習慣可以很清楚地發現到這一點。相撲選手體重較重時，對比賽更有利，為了增加體脂肪，相撲選手的宿舍多在練習後的十一點和十八點提供餐點，也就是一天兩餐。

另一方面，健美先生與健美小姐一天的進食次數多在五～六次以上，每二～三小時就會少量進食。頻繁進食可以抑制血糖值不規則的上升下降，進而預防累積體脂肪。而且，用餐間隔時間一長，血中胺基酸的濃度就會下降，較難製造出肌肉，頻繁進食也有助於維持肌肉與增肌。

不僅是健美先生與健美小姐，許多運動員一天的進食次數包括零食在內都會達到四次以上。這不只是因為運動量大，須要補充能量，也是為了防止肌肉的分解。

閱讀本書的各位，你們的目的是藉由減重減少體脂肪，達到理想的體型，因此須要參考的是健美先生、健美小姐的進食方式。即使想瘦，也不該像相撲選手一樣一天吃兩餐，最少一天也要吃到三餐，如果有必要，還可以加上零食。

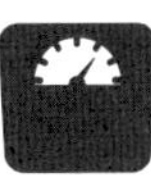

從健康面考量，不吃早餐也是NG行為

為了輕鬆做到飲食限制，有一陣子曾經很流行不吃早餐的「一六八斷食法」，不過，

這種方法不僅從減重觀點來看不適當，也會妨礙打造健康的身體，因此我並不推薦。接下來，我想告訴各位不吃早餐會有哪些壞處。

壞處① 肌肉容易流失

如果不吃早餐，直到中午，肌肉都會不斷流失，肌肉減少得比體脂肪更多，會讓身體更容易發胖。有些人說自己「用了一六八就瘦了」，其實多半都是減到肌肉。起床後，盡量早一點吃早餐，才能高效率地合成肌肉。早餐時間太晚，或是生活忙碌、前一天晚上喝了酒所以沒有食欲時，即使量少也沒有關係，建議早早吃一些能夠輕鬆攝取，而且含有蛋白質的食物，例如牛奶、豆漿、優格、起司等等。

壞處② 代謝活動不會啟動

有研究指出，早餐具有啟動生理時鐘的效果，同時，代謝也會因此而活化，也就是說，如果不吃早餐，一直到中午，代謝都會很差，一天消耗的熱量也會變少。若這種狀況不斷累積，就會造成肥胖，這兩者間有極大關聯是很明確的。此外，不吃早餐還會導致大腦能量不足，工作表現也會下滑。

壞處③　血糖值容易不穩定

兩餐之間間隔愈長，血糖值就愈容易不穩定。也就是說，不吃早餐會讓血糖值在吃午餐時急速飆高，血糖急速上升時，會分泌大量的胰島素，導致葡萄糖容易轉化為脂肪。此外，血糖不穩定也會傷害血管，容易引發慢性疾病。附帶一提，早餐若有攝取膳食纖維，午餐時的血糖上升速度就會比較和緩。這種狀況稱為「第二餐效應」，同時還具有減輕午餐後睡意的效果。

有些人早上會沒有食欲，通常原因都在於晚餐到就寢之間的間隔太短，或是晚餐吃得太多，沒有充分咀嚼等等。因工作而較晚回家的人，請在下午到傍晚之間吃一點輕食，並減少晚餐分量。也就是把平常的晚餐分量分成兩半，分別當成輕食和晚餐。如此一來，吃完晚餐後血糖值不會急速上升，晚上也不會吃太多，較不會影響隔天早上的食欲。

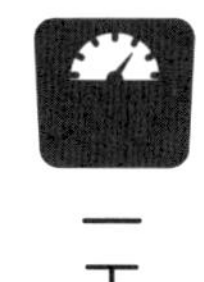

一天最合宜的三餐比例

想要瘦下來，一天三餐該用什麼比例吃才妥當呢？

根據調查，**早餐若能吃到一天飲食量的四分之一以上，更容易啟動重新設定生理時鐘的功能**。此外，下午兩點是促進脂肪合成的蛋白質 BMAL1 分泌量最少的時段，因此在這個時間吃東西比較不容易胖。

晚上活動量較少，無法把吃下的熱量都消耗掉，容易轉化成脂肪儲存。此外，DIT（攝食產熱效應）在晚上造成的熱量消費也比早上來得少。胰島素在晚上的作用也比早上弱，這與體脂肪的儲存也有關係。還有一個很大的影響，就是從晚餐到就寢為止的間隔時間太短時，會讓我們在胃裡還有食物的狀態下睡著，造成睡眠品質下降，也更容易變胖。

因此，**我在指導客戶時，會建議的三餐比例是早餐 4：午餐 3：晚餐 3，或是早餐 3：午餐 4：晚餐 3**。若是因為晚下班而錯過晚餐時間，就吃點輕食，保持在早餐 3：午餐 3：輕食 2：晚餐 2 的比例。晚餐占的比例太重，會容易發胖，提高早餐與午餐的比重，晚餐吃少一點，在減重和健康上都有好處。

附帶一提，賓州大學做過一項有趣的實驗。設定兩個條件：①在較早的時間用餐（從早上八點到晚上七點之間吃三次正餐、兩次輕食）、②在較晚的時間用餐（從中午十二點到晚上十一點之間吃三次正餐、兩次輕食），讓參與實驗的人遵循其中一項條件，並在兩週後讓兩組人交換，再持續八週。實驗結果發現，用餐時間晚的那一組體重容易增加，且胰島素、空腹血糖、膽固醇、中性脂肪等數值均上升。實驗同時也發現，晚上太晚吃晚餐的人食欲容易增加，睡眠時間也會變短。

由此也可以看出，不吃早餐、晚餐分量多等習慣，不僅讓人容易發胖，對健康也有負面影響。

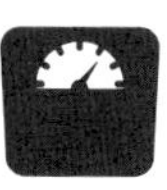

思考飲食要以一週為單位

前面介紹了理想的飲食方式，不過，絕大部分的人都無法一年三百六十五天堅持正確的飲食。

因此，**請先試著以一週為單位來調整飲食**，例如晚上有聚餐時午餐就少吃一點，不小心吃太多時，隔天要提醒自己吃六分飽就好。

我們至今已經維持了幾十年的飲食習慣，不會在一朝一夕之間改變，而且還必須配合工作和社交。有時不免會吃太多，或是吃了垃圾食物。請不要因此帶著罪惡感吃東西，或是因為後悔而自責。只要恢復到正確的飲食習慣，很快就能彌補之前的錯誤。

第五章

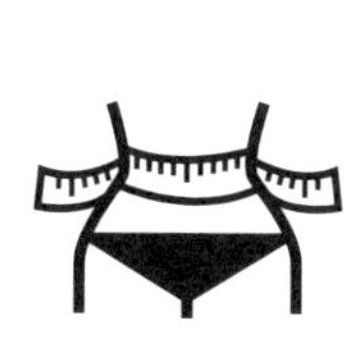

能瘦身的飲食習慣「吃什麼才對」

瘦身需要的營養素

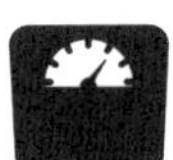

改善飲食是最有效率的減重方法

想要維持健康與塑造理想身材，運動與飲食生活幾乎是一樣重要。不過，**就減重來說，最重要的就是飲食**。想想看，你身邊是不是也有明明上了健身房，卻完全沒瘦下來的人呢？不改善飲食，光靠運動來減重，雖然並非不可能做到，但要花很長的時間，非常沒有效率。

靠著個人減重計畫風靡一時的 **RIZAP**，之所以能讓客戶瘦下來，飲食指導的影響要比運動大得多。許多參加 **RIZAP** 的人只是一週去做兩次五〇分鐘的訓練，這樣的運動量無法讓人快速瘦下來。這個計畫靠的是每天把三次以上的飲食全部向教練報告，透過飲食限制，才能在短期間內大幅度改變體型。

此外，**比起藉由運動消費掉一定的卡路里，藉由飲食攝取同樣多的卡路里會簡單許多。**舉例來說，大口吃掉一分五百大卡的甜點，大概不需要五分鐘。但是，對於平常沒有運動習慣的人來說，花上一小時也很難用運動消費掉五百大卡。

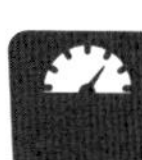

實踐前先了解正確知識

走進書店，幾乎每週都會看到新出版的減重書籍，電視則是不分晝夜地播放著健康與瘦身資訊。其中究竟有多少是能夠健康減重的方法呢？若你認為「即使有害健康也無所謂，我也知道之後會復胖，但還是想要在短期間內瘦下來」，或許可以依賴極端的飲食限制。不過，我在本書想要告訴你的，是能夠健康瘦下來的減重知識，也是讓我們不發胖的習慣。

因此，本章會開始講解關於飲食的正確資訊。

有許多需要減重的人，尤其是男性，都是過著下列的飲食生活。

早上：只吃麵包配咖啡
上午：稍微吃一些點心
中午：拉麵和小分炒飯
晚餐：超商賣的熟食（油炸物等等）
回家後：喝一點酒，配超商便當

這樣的飲食，以醣類與脂肪為主，實際上也攝取了過量的醣與脂肪，膳食纖維則完全不足。這種「攝取的熱量足夠，但其他營養不足的狀態」，叫做**「現代型營養失調」**。之後我會詳細說明，維生素或礦物質等營養不足時，大腦會判斷身體「能量不足」，並輸出增加食欲的指令。這時，若再吃下垃圾食物

男性常見的飲食範例

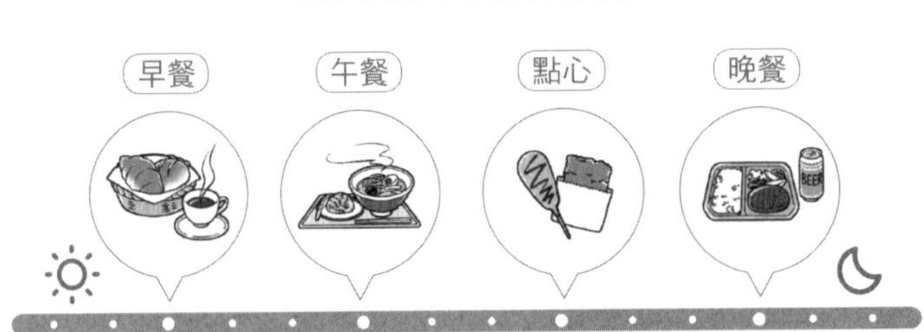

等營養價值低的食品，就會陷入惡性循環。在這種狀態下，攝取的卡路里不會代謝，而是會變成體脂肪囤積。現代型營養失調的人有一個常見的飲食特徵，就是主食比重占很大，配菜吃得少，尤其是蔬菜、海藻類等富含膳食纖維的食物偏少，同時早餐吃得少，晚餐吃得多。

女性常見的飲食則是將一餐代換成只吃沙拉或蛋白質，碳水化合物過少，必要的營養不足。如此一來，身體會進入省電模式，容易感到疲勞，也會累積壓力。這種過度的飲食限制常會導致無節制的大吃點心零食。

營養不足當然會影響健康，也會對神經系統造成影響，引發假食欲，甚至會造成心理狀況。若你發現自己不僅身材胖，思考也偏負面，情緒起伏激烈，心理狀態不穩定，有些人只要改善飲食生活，就能解決問題。

透過改善飲食，增加蔬菜攝取量，就算吃得比以前多，總熱

女性常見的飲食範例

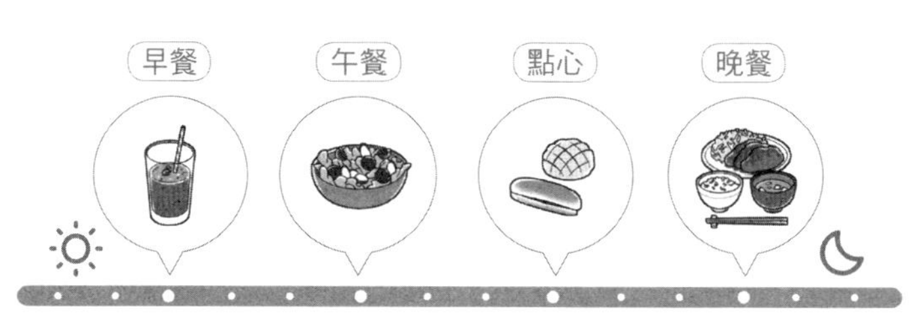

量還是會自然地減少，能幫助你瘦下來。

先了解「PFC平衡」

究竟該吃些什麼呢？若要簡潔明瞭地回答這個問題，只需要一句話：「營養均衡」。

A喝含糖飲料，吃零食，攝取了六〇〇大卡。

B吃了烤魚、白飯、味噌湯和小碗裝的菜餚，攝取了六〇〇大卡。

這兩者比較起來，明顯是B吃得較為營養均衡。就像這個例子看到的，只看數字會看不見整體飲食。熱量也很重要，但一定要講究內容（＝質），才能達到營養均衡的飲食。

光是說「營養均衡」聽起來範圍很廣，接下來我要先

600大卡的飲食比較

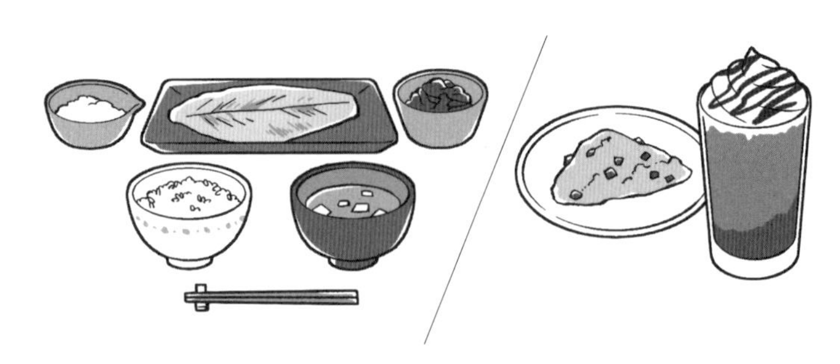

跟各位介紹的是PFC平衡。

PFC取自蛋白質（Protein）、脂肪（Fat）、碳水化合物（Carbohydrate）的第一個字母，這三者稱為三大營養素。在人類身體必須的營養素中，只有這三種會成為熱量來源。

在厚生勞動省的指標中，以**蛋白質占十三～二〇%，脂肪占二〇～三〇%，碳水化合物五〇～六十五%**為健康的營養攝取標準。為了健康瘦下來，我也建議各位參考厚生勞動省的這分PFC平衡指標。

【蛋白質（Protein）】

我們的身體約有六〇%是水分，剩下四〇%中約有一半是蛋白質。蛋白質攝取不足會導致肌肉減

理想的PFC平衡

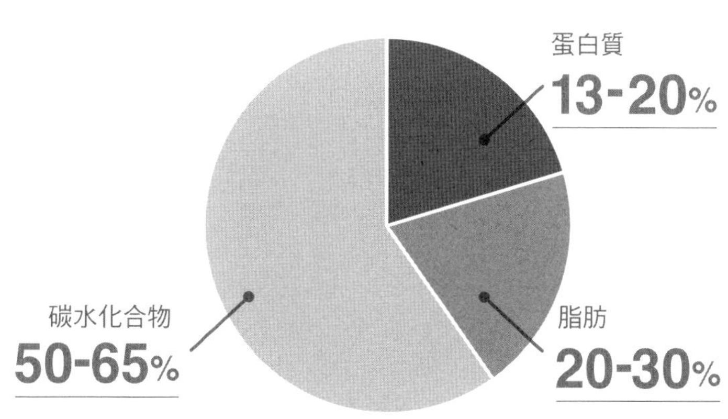

出處：厚生勞動省《日本人的飲食攝取基準（2020年版）》

少，肌膚、頭髮與指甲粗糙。減重時，蛋白質不足可能會因肌肉減少進而使基礎代謝量降低，造成難瘦體質。此外。蛋白質也是維持血液中細胞、荷爾蒙、酵素與抗體等身體功能的材料。因此，蛋白質是非常重要的營養素。

蛋白質的攝取量必須根據體格與日常的活動量調整，成人約為女性每天六〇克，男性每天七十五克左右。

有些人認為蛋白質可以想攝取多少就攝取多少，但蛋白質和醣類一樣，一克約有四大卡的熱量，吃太多會導致熱量攝取過多。

最近便利商店也開始賣起高蛋白

含有豐富蛋白質的食品

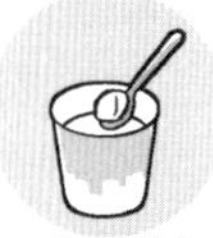
一盒高蛋白優格（10.2 克）

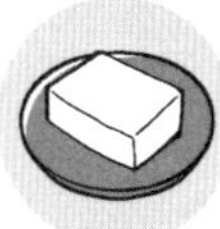
木棉豆腐 150 克（9.9 克）

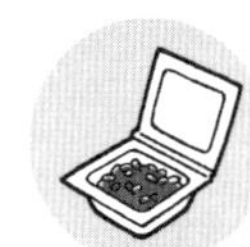
一盒納豆（8.25 克）

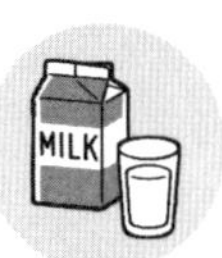

一杯牛奶（6.8 克）

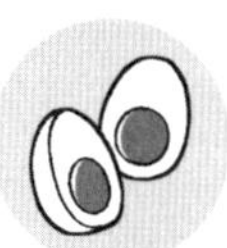
一顆水煮蛋（6.45 克）

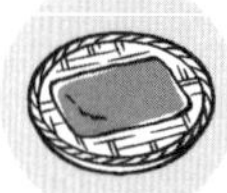
一片炸豆皮（5.58 克）

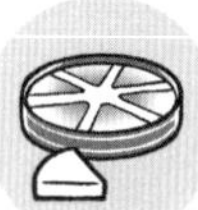
一塊加工起司（3.5 克）

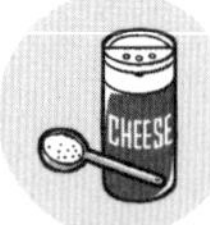

一大匙帕馬森起司（2.64 克）

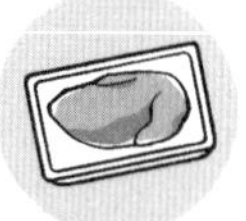
雞胸肉 100 克（19.5 克）

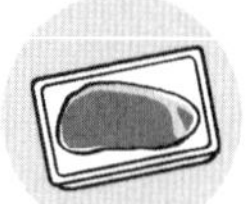
豬里肌 100 克（19.3 克）

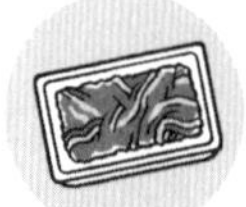
豬絞肉 100 克（18.6 克）

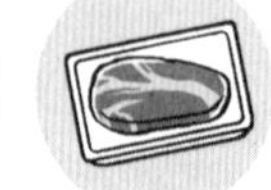
牛肩胛肉 100 克（13.8 克）

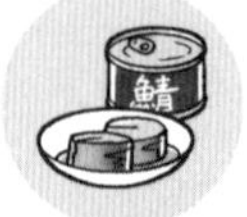

一罐水煮鯖魚（31.35 克）

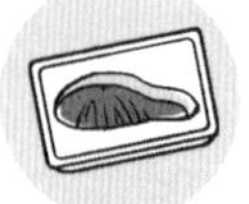
一片鮭魚（18 克）

營養品，不過，蛋白質還是從每天的飲食中攝取最適合，因此一般人減重並不須要使用高蛋白營養品。若你的食量很小、生活忙碌到沒有時間吃飯，或是想鍛鍊強壯體格，再來好好利用高蛋白營養品吧。

附帶一提，有些人以為高蛋白營養品是「只要喝了就會長肌肉的肌肉增強劑」，但其實高蛋白營養品上寫的 Protein 只不過是蛋白質的英文，不是喝了之後就會自動長出肌肉。

含有蛋白質的主要食品群有以下六種。豆：豆類；魚：魚貝類；肉：肉類；乳：乳製品；蛋：雞蛋等；穀：穀類。請用「豆魚肉乳蛋穀」去記。如果一直都從同一種食物攝取蛋白質，營養會不均衡，因此一定要從各種不同的食材來攝取。

【脂肪（fat）】

說到脂肪，是否很多人都覺得它是減重的大敵呢？其實，脂肪是構成細胞膜與荷爾蒙的重要營養素，也是保持體溫與保護內臟不可或缺的物質。脂肪不足會導致荷爾蒙失衡、熱量不足、體力低落，也與免疫功能降低、腦出血以及發展障礙有關。

若一天需要二千大卡的熱量，其中需要的脂肪（二〇～三〇％）約為四〇〇～六〇〇大卡。一克的脂肪約有九大卡，計算起來一天約必須攝取四十四．四～六十六．六克的脂肪。一克脂肪的熱量是蛋白質或醣類的兩倍以上，因此脂肪常被認為是減重的頭號大敵。不過，不飽和脂肪酸 Omega-3 與 Omega-6 無法在體內合成，因此是須由飲食攝取的「必須脂肪酸」。

Omega-3 含有 EPA（二十碳五烯酸）和 DHA（二十二碳六烯酸）等成分，具有抗發炎效果，因此備受矚目。日本的農林水產省指出，Omega-3 可以防止胰臟癌、肝臟癌、男性糖尿病等疾病，還有抑制肥胖、降低心臟與血管疾病風險、幫助胎兒與幼兒大腦發育等效果。

近年，有很多人 Omega-3 攝取量不足，若是適度攝取，將有望達到減重的效果。近年常見的亞麻仁油與荏胡麻油都是含有 Omega-3 的植物油，不過，以吸收率來考量，我建議由魚貝類攝取。

肉、蛋與植物油含有 Omega-6，許多人日常飲食便已經攝取足夠的量。因此，不必因為它是必須脂肪酸就刻意多攝取。過度攝取 Omega-6 會引發體內發炎，必須避免多吃速食、油炸物與點心。

也要注意避免攝取過多的棕櫚油和反式脂肪。攝取過多這種油脂，會使血中總膽固醇增加，提高罹患心肌梗塞等循環系統疾病的風險。這種油脂常見於泡麵、薯條等，請注意勿食用過量此類食品。

油的種類與特徵

分類			代表性食品	特徵
飽和脂肪酸			奶油、牛和豬的油脂、椰子油等	主要是熱量來源。
不飽和脂肪酸	一價不飽和脂肪酸	Omega-9	橄欖油、油菜籽油、牛和豬的油脂等	減少血液中的壞膽固醇。不易氧化。
	多價不飽和脂肪酸	Omega-6	葵花油、芝麻油等多種植物油	降低血壓。減少血液中的壞膽固醇。
		Omega-3	荏胡麻油、亞麻仁油、秋刀魚、無鱗鯧、鮪魚等青背魚	具有抗血栓作用，可減少血液中的中性脂肪。容易氧化。

【碳水化合物（Carbohydrate）】

碳水化合物由「醣類＋膳食纖維」組成。由於低醣飲食減重法的流行，目前有更多人覺得碳水化合物不是好東西，但醣類是體內最快轉變成熱量的營養素，也是運用大腦和身體時不可或缺的物質。攝取過多的碳水化合物，會轉化為脂肪儲存在體內，但太過嚴格的限制也不恰當。醣類不足會讓大腦運作變得遲鈍，判斷力與注意力也會降低。而且，熱量不足時，不僅是體脂肪，體內的蛋白質也會被分解，並因此造成肌肉量的減少。

好幾項大規模調查都指出，飲食中醣類的比例降到五〇％以下時，未來的死亡率將會升高。醣類的比例若高到七〇％以上就是過高，死亡率也會升高。但醣類過低的人死亡風險更高。厚生勞動省也建議國民攝取的碳水化合物最好在五〇％～六十五％之間，因此請注意碳水化合物的比例，避免低於五〇％。

若要由醣類攝取五〇％的熱量，請以實際的食物來想像。

假設每天需要兩千大卡的熱量，五〇％就是一千大卡。一克的醣類約有四大卡熱量，計算起來約為二五〇克。白米飯一碗（一五〇克）約為二五五大卡，因此約是三碗的量再加上配菜與零食等，就能攝取到一〇〇公克左右的醣類。附帶一提，若是平常不運動的人，男性一天須攝取的熱量約為二三〇〇大卡，女性約為一七〇〇大卡。

參照下圖中食品的醣類量，好好攝取碳水化合物，改善飲食，這也是減重不可或缺的努力。

一道菜餚的醣類量範例

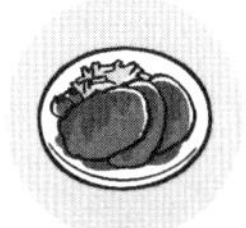

薑燒豬肉（7.98 克）

炸雞（11.8 克）

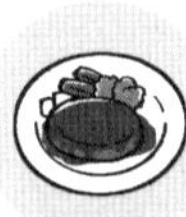

多蜜醬漢堡排（13.6 克）

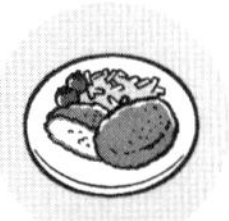

炸肉餅（14.3 克）

炸豬排（里肌）（14.3 克）

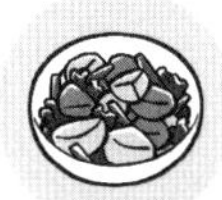

馬鈴薯燉肉（24.6 克）

蔬菜炒肉（6.1 克）

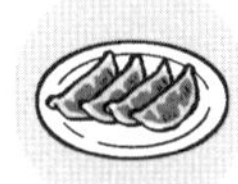

煎餃（25.3 克）

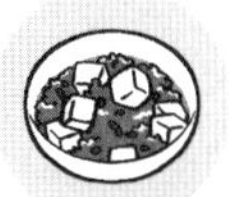

麻婆豆腐（7.1 克）

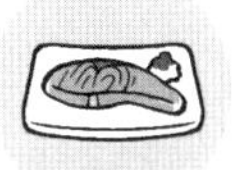

鹽烤鮭魚（0.1 克）

味噌煮鯖魚（9.3 克）

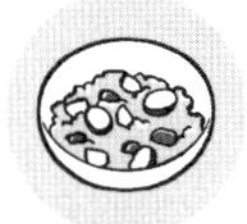

馬鈴薯沙拉（10.2 克）

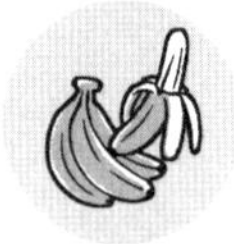

香蕉（21.4 克）

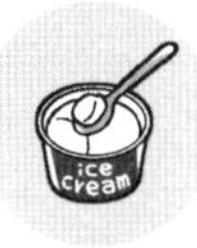

香草冰淇淋（19.9 克）

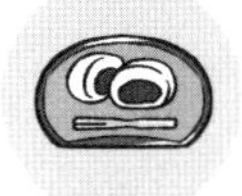

大福（36.0 克）

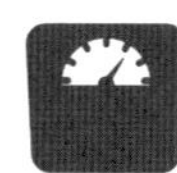

容易發胖的醣類和不易發胖的醣類

比起白米，要選擇糙米或脫皮大麥；比起白色的麵包，要選擇全麥麵包或黑麥麵包；比起烏龍麵等白色麵類，最好選擇蕎麥麵。這些褐色的碳水化合物含有較多膳食纖維、維生素及礦物質，吃下後血糖值較不容易上升，可以說是不易發胖的醣類。

雖然也有個人喜好，但建議將碳水化合物替換成褐色醣類，例如在煮飯時除了白米也加入糙米或脫皮大麥。最近便利商店和超市也有販賣更多含有褐色碳水化合物的食品，外食時可以留意選購。有些強烈重視低醣飲食的人，會宣稱「白米含有幾顆方糖的醣類」，十分仇視白米飯。但把白米換算成砂糖是很不恰當的。以前的日本人比現代人吃更多米，但肥胖的人並沒有現在這麼多。包括日本人在內，許多亞洲人長年以來食用澱粉，比少吃澱粉的民族擁有更多的澱粉酶基因。

充分咀嚼米飯，澱粉酶酵素便會分解澱粉，讓我們感覺到甘甜，也會更快分泌胰島素，抑制血糖的急速上升。充分咀嚼真的非常重要，只要避免吃得過多，白米飯應該不會成為變胖的主要原因。

最近也流行無麩質食品，有些人因此開始仇視小麥製品。不過，若是吃了小麥不會有身體不適或過敏的症狀，你也喜歡小麥，就沒有必要過度限制。但若是搭配麵包的配菜是香腸或培根，就會有動物性脂肪過多的疑慮，容易造成熱量過高，須要多加注意。

此外，比起白色碳水化合物或小麥製品，更須要注意的是主食以外的醣類。尤其是含糖飲料、點心、加工食品等等。這些食品含有的**高果糖漿，就是全世界肥胖人口增加的一大原因**。相信在讀者中也有人曾經因為三餐主食吃得太少，之後感到飢餓，不小心又吃了點心。這可以說是一種本末倒置的行為。

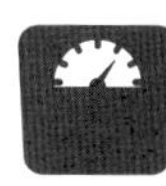

零醣類食品的陷阱

碳水化合物不等於醣類，醣類也不等於糖，接下來我想說明得仔細一點。

從下圖可以看出，碳水化合物有一部分是醣類，而糖則包含在醣類裡面。

標示為「無糖」的食品，若含有澱粉或寡糖，就不是零醣類食品。當然，糖是一種吸收快速的物質，也容易造成肥胖，因此無糖食品也不是完全沒有意義。但我們必須深思熟慮，「無糖」並不等於「不會胖」。

順帶一提，按照日本法規，只要每一〇〇克食品的含醣量不到〇．五克，就可以在營養標示上標記為「零醣類」。此外，每一〇〇克食品的熱量不到五大卡時，可以標示為零卡路里。也就是說，就算是零卡路里或零醣類食品，吃太多、喝太多還是會導致肥胖。而且，「零醣類食品」有些含有大量脂肪與添加物，須多加注意。

碳水化合物與醣類、糖的關係

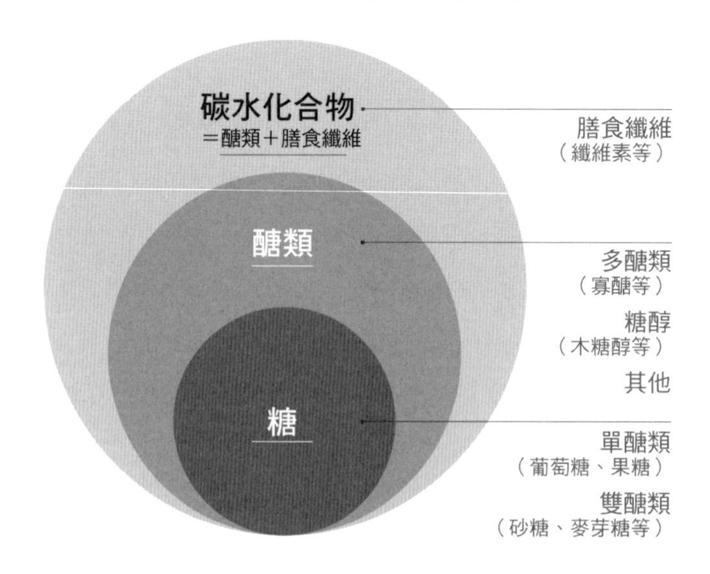

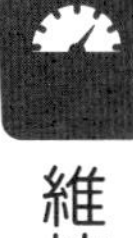

維持健康不可或缺的七大營養素

PFC分別代表的三大營養素再加上維生素、礦物質，合稱為五大營養素。近年又將五大營養素加上膳食纖維，合稱六大營養素。也有愈來愈多人將這六種再加上植化素，稱為七大營養素。

【維生素、礦物質】

維生素與礦物質具有幫助醣類、脂肪、蛋白質分解與合成的作用，以及近似成長荷爾蒙的效果，不僅可以幫助維持健康，也是減重時非常需要的營養素。即使攝取了充足的熱量，若是維生素或礦物質不足，大腦依然會做出「熱量不足」的判斷，發出增進食欲的指令。因此，垃圾食物和速食等熱量高但欠缺維生素與礦物質的食物，當然容易使人發胖。

各種維生素與礦物質會相互影響其吸收與作用，因此必須均衡攝取各種食材。維生素根據其性質分為水溶性維生素（維生素B群、維生素C）與脂溶性維生素（維生素A、D、

E、K）。蔬菜中含有大量的水溶性維生素，它們容易溶於水，因此煮成湯或燉煮菜餚，和湯汁一起飲用，便能充分利用其營養。不過，須注意避免攝取過多鹽分。脂溶性維生素必須和油脂一起攝取，吸收率才會提高，建議使用炒或炸的方式處理蔬菜。煮熟後還有一個優點，就是加熱可以減少食材的體積，可以吃下比生菜更多的分量。不過，吃生菜可以攝取更多的酵素，所以建議不要只用一種吃法，盡量以各種烹調方式攝取多種食材。

【膳食纖維】

提到膳食纖維，或許很多人對它的印象都是可以解決便祕問題。膳食纖維不會被小腸消化吸收，而是直接進入大腸，從前認為它是一種不需要的物質。不過，近年已經發現膳食纖維具有預防肥胖、血脂肪異常、糖尿病與高血壓等生活習慣病的效果。

在膳食纖維中，水溶性纖維具有抑制血糖上升，將膽固醇與鈉排出體外的效果。近年還認為水溶性纖維可以成為腸道細菌「瘦菌」的糧食。水溶性膳食纖維含量特別高的有和布蕪、海蘊、納豆、秋葵、山藥、滑菇等含有黏液的食材或海藻類。另一方面，非水溶性纖維會在腸道內吸收水分並膨脹，增加大便的體積，並吸收有害物質排出體外。穀類、豆類與菇類等食材含有大量的非水溶性纖維。

根據「日本人的飲食攝取基準」，十八～六十四歲的一天膳食纖維目標量，男性為二十一克，女性為十八克以上。一九五〇年前後，大眾的平均膳食纖維攝取量一天超過二〇克，現代人卻只有約十四克。我在進行飲食指導時也發現，許多人的海藻類、蔬菜類、菇類都攝取不足。缺乏水溶性膳食纖維的人尤其多。水溶性膳食纖維又分成果膠、葡甘露聚醣、海藻酸、β- 葡聚醣等各種。重點在於，與其藉由營養補充品大量補充單一種膳食纖維，不如從自然的食品中攝取多種膳食纖維。

【植化素】

具有抗氧化與活化免疫功能的植物性化學物質，稱為植化素。

含有植化素的食材，大多都具有抗氧化（幫助身體抵抗活性氧的攻擊）以及提高代謝等功能。

下一頁介紹的植化素，相信很多人都有聽過。

植化素是一種仍在研究中的營養素。有許多效果都是剛剛發現，也很容易因為報導而引發風潮。看了電視節目的介紹，有許多人會覺得「一定要攝取這種營養」因而只注意其中一種食品。其實，均衡攝取多種食材才是最重要的。

植化素的例子

營養素	主要食材	可期待的效果
異黃酮	大豆製品等	緩解更年期障礙、維持骨質密度、預防乳癌與前列腺癌等等
兒茶素	綠茶、可可豆等	抑制血壓上升、改善膽固醇值、預防肥胖、預防口臭與蛀牙等等
花青素	藍莓等	抑制血糖上升、改善視力
茄紅素	番茄等	預防心臟病與癌症、美肌、預防老化、預防動脈硬化等生活習慣病
β-胡蘿蔔素	胡蘿蔔、南瓜等	預防癌症、抗老

幫助瘦身的食品

藉由「豆麻藻菜魚菇芋」均衡攝取七大營養素

前面花了許多篇幅來解說營養素，不過其實**最重要的只有一件事：「要均衡攝取各種食材」**。

有一句日本人耳熟能詳的食材統稱，可以提供均衡攝取各種食材的參考，它就是「**豆麻藻菜魚菇芋**」。

豆：豆類，包括大豆、紅豆、味噌、豆腐、納豆、毛豆等等。

麻：芝麻等種子類，包括芝麻、堅果類等等。

藻：海帶芽等海藻類，包括海帶芽、羊栖菜、海苔、昆布、和布蕪、海蘊等。

菜：蔬菜類，除了高麗菜、白菜、豆芽等淺色蔬菜，胡蘿蔔、甜椒、番茄等深色與黃綠色蔬菜也很重要。

魚：魚貝類。除了魚肉片，還有小魚、貝類等可以整個吃下的食材。

菇：香菇等菇類，包括香菇、舞菇、鴻喜菇、滑菇、黑木耳等等。

芋：薯芋類，包括芋頭、山藥、馬鈴薯、地瓜等等。

在一天的飲食中留意攝取這些食材，就能平均獲得之前提到的七大營養素。

尤其是現代人容易攝取不足的「藻」「菜」「魚」「菇」，請提醒自己務必攝取。

利用罐頭與乾燥食物輕鬆吃到「豆麻藻菜魚菇芋」

有些人不習慣做菜，或經常外食。接下來，我要介紹一些讓這些人也能夠輕鬆吃到的食材。

豆……【豆類罐頭與調理包等】

豆類可以從味噌湯或豆腐中攝取，去超市也能買到毛豆與綜合豆子罐頭，請一定要試著買來吃吃看。最近在超市和便利商店也能買到調理包裝的蒸黃豆，除了可以加在三餐裡，也建議在肚子有點餓時當成點心食用。

麻……【芝麻與堅果等】

堅果類是未經加工的自然食品，營養價值高，建議可以當成零食食用。不過，堅果脂肪含量高，須注意不能過量攝取。購買時請選擇無鹽、無調味的商品，建議挑選綜合堅果，營養成分會比單一種類更均衡。選擇小包裝，可以防止吃過量。附帶一提，芝麻在研磨過後，營養的吸收率較好。

藻……【乾燥海藻類】

乾燥海帶芽或細絲昆布、寒天細條等等，都是可以輕鬆攝取的海藻類。可以加在即食味噌湯或其他湯品中，輕輕鬆鬆就能食用，也是值得推薦的優點之一。醋拌海蘊、和布蕪、海苔也是可以直接食用的食品。在餐廳點餐時可以單點一分，或是在家裡常備一些，提醒自己經常攝取。

菜……【只須要沖洗的蔬菜或冷凍蔬菜】

沒有烹飪習慣的人，可能覺得準備沙拉也是一項大工程。這時，建議挑一些沖洗後就可以吃的蔬菜，例如番茄、小番茄、蘿蔔嬰，還有青花菜芽都是可以直接食用的蔬菜，豆芽和小松菜等等則是只要微波就可以吃。吃超商便當時，加一分超市販賣的蔬菜，營養價值就會大幅提升。冷凍蔬菜保存良好，且都是在盛產時採收，營養價值高，時常在家裡準備一些，方便又營養。

魚……【魚肉罐頭】

魚肉罐頭可以高效率攝取到蛋白質與優質脂肪，是很適合用於減重的食品。尤其是青背魚，也就是鯖魚、沙丁魚、竹筴魚、秋刀魚等等，含有豐富的優質脂肪Omega-3。食用魚肉罐頭時，湯汁裡也有豐富的Omega-3，建議連湯汁一起食用，加在味噌湯裡就是不錯的方法。此外，鮪魚罐頭的Omega-3含量較少。低醣減重法流行時，有些人會避免食用味噌煮魚或調味過的罐頭，只吃水煮罐頭。不過，調味的偏好和享受餐點都是很重要的，只要注意頻率和吃下的量，適度吃一些味噌煮魚或調味過的罐頭並不會有問題。

菇……【加進湯裡】

菇類若要單獨吃，除非是非常喜歡做菜的人，否則應該很難想到菜色要如何安排。建議各位把菇類加入湯品，例如味噌湯或火鍋中，熬煮出來的湯頭也會更美味。

附帶一提，我的拿手好菜是味噌湯。將容易攝取不足的食材加進去，就是一鍋料多味美的好湯，喝了還會飽肚子，建議忙碌的上班族或不擅長做菜的人也試試看！

芋……【薯芋類要吃有黏液的】

在薯芋類中，馬鈴薯和地瓜醣類含量高，吃下較多這類食物時，可以減少一些主食的分量。以馬鈴薯來說，蒸煮之後就直接食用，和切成長條做成炸薯條，兩者容易發胖的程度完全不同。因此，也必須注意烹調方法與調味。基本上，加工程度較低的食品吃了較不會發胖。山藥、芋頭這種有黏液的薯芋類，含有豐富的膳食纖維，建議平常就要留意攝取。

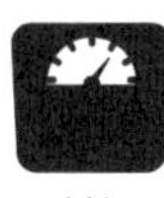

推薦常常外食或吃便利商店的人這樣吃

相信有許多人因為生活太忙碌，沒有時間去買菜做菜，而且也不太會做。若你也是這種類型，建議使用冷凍宅配便當服務。這種便當的特徵是加熱過後馬上就可以吃，營養也很均衡。目前市面上很多公司都有推出這種服務，我自己試過之後覺得nosh的便當很不錯。

此外，在便利商店買食品時，除了從營養成分表確認蛋白質與熱量之外，也要看一下原料。這是因為現代之所以有愈來愈多人肥胖，其中一個原因便是加工食品。其中，汽水、點心餅乾、冰淇淋、大量生產的麵包，只須要加熱的披薩和義大利麵、泡麵、香腸、漢堡排等看不出原型的食品稱為「超加工食品」，製作時使用了大量砂糖、油、鹽與防腐劑。

吃加工食品時，請仔細看看營養成分與原料標示。日本**原料名稱會按照含量高低排列**，舉例來說，一般巧克力的原料中，排在最上面的多是砂糖。不過，可可含量愈高的巧克力，砂糖的排序會在愈後面，可可塊會排在前面。吃點心和使用調味料時，也要注意高果糖和植物油寫在哪個順序。**還有一個重點是注意食品添加物**。食品添加物並非全部都不好，但當然是愈少愈好。建議把食品添加物的量也當成購買食品的標準。

建議選擇像幕之內便當這樣配菜豐富的食品，最近市面上有愈來愈多主打「可以吃到十種配菜」或「豆麻藻菜魚菇芋均衡」的沙拉或便當，也可以選擇這些食品。

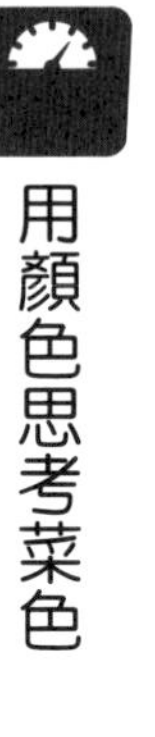

用顏色思考菜色

三色食品是根據營養素的作用特徵，將食品分成紅、綠、黃三種顏色的方法。應用於營養午餐等菜單設計，也許有些讀者記得以前在學校有學過。

紅色是肉、魚、蛋、大豆等，會轉化為血液與肌肉的食物。
黃色是米飯、麵包、麵、薯芋、砂糖與油脂等，會轉化為熱量的食物。
綠色則是所有的蔬菜、海藻、菇類、水果等，能調整身體狀況的食物。

三色食品的紅、黃、綠只是一種意象，其他還有讓餐點外觀更繽紛多彩的「五色減重」或「彩虹減重」等瘦身方法。五色減重的五色分別是綠、紅、黃、白、黑，是日式料理自古以來就很重視的顏色。彩虹減重則是在剛剛提到的五色之外再加入褐色和紫色，是來自外國的瘦身法。我也建議可以使用這兩種方法，因為飲食只要色彩繽紛，自然就能達到營養均衡。反過來說，白色碳水化合物和褐色的油炸食品，就是色彩太過單調而造成的營養不均衡。有很多吃太少蔬菜、體重的過重男性，平常就是吃這類食物。請提醒自己要注重食物的色彩。

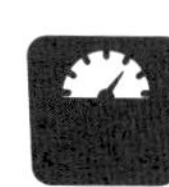

食用的量以手掌來測量最有效

坊間有些減重方法會宣稱「只要做到在某種條件下不吃，其他時候都可以盡情吃」，請不要輕易相信這種說法。例如「只要一天斷食十六小時，剩下的八小時吃什麼、吃多少都可以」「只要把醣類限制在一天五〇克以內，蛋白質跟脂肪想吃多少就吃多少」等等，我能夠理解這些說法是想強調減重很容易，但是表達方式太不精確，也很欠缺責任感。照著這些方法做，會導致偏食和生活習慣的偏誤，影響身體狀況，不但不會瘦，還會養成易胖體質。

減重需要的，是「均衡且分量適當地進食」。

不過，若每次進食都要秤量食材的重量，詳細計算熱量，實在不太現實。在這裡，我想向各位介紹的是用手掌測量一餐分量的「手量法」。各種食材的參考分量如下。

主食：一個拳頭大

肉或魚：一個手心大小，厚度也跟手心一樣

豆腐或蛋：可以放在單手手心上

配菜（蔬菜）：生菜要兩手都堆滿，加熱蔬菜是單手堆滿

此外，水果和堅果等點心的一天攝取量，約為單手手心可以放得下的分量。

利用「手量法」吃「豆麻藻菜魚菇芋」食材，這是健康瘦身的飲食基礎。這個方法非常簡單，請將它應用在每天的飲食中。

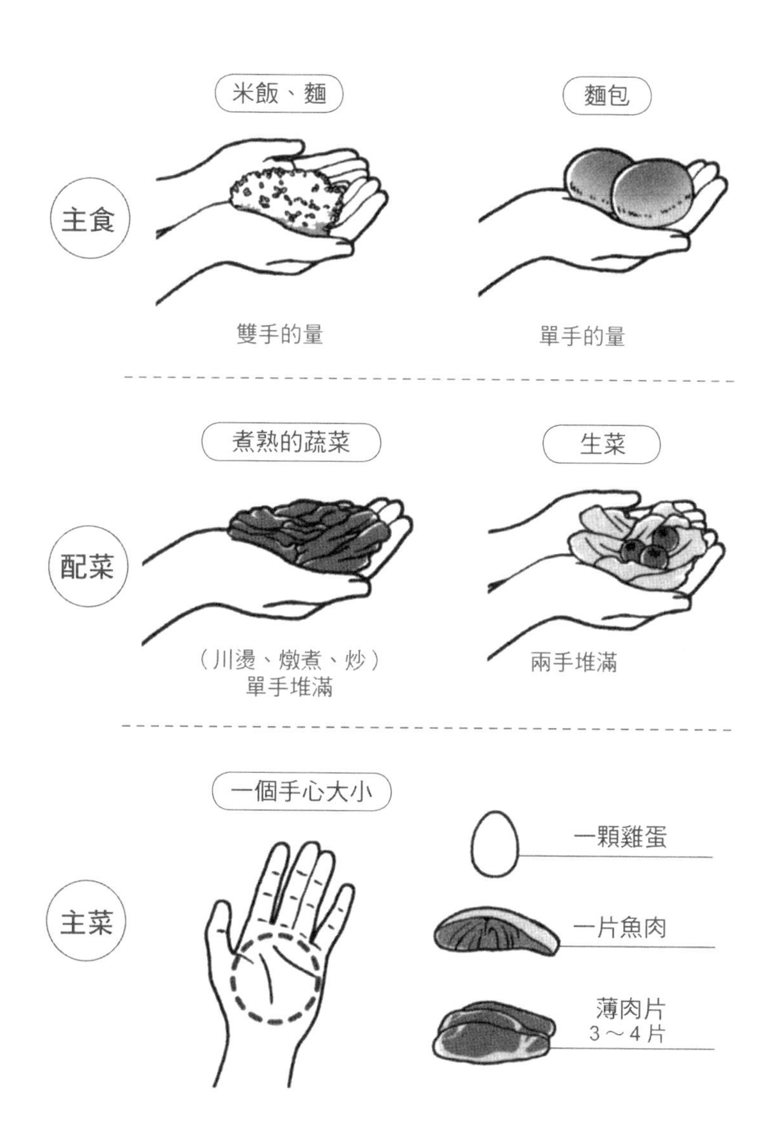
米飯、麵
麵包
主食
雙手的量
單手的量
煮熟的蔬菜
生菜
配菜
（川燙、燉煮、炒）
單手堆滿
兩手堆滿
一個手心大小
一顆雞蛋
主菜
一片魚肉
薄肉片
3～4片

減重需要營養補充品嗎？

常有人問我，營養補充品是必要的嗎？其實，營養補充品只是一種輔助。營養攝取的根本在於每天的飲食。當飲食已經均衡，可以藉由補充品攝取維生素或礦物質。但不可以認為只要吃補充品，就能達到營養均衡。

從蔬菜抽出「對身體好的物質」來攝取，其實很多時候效果並沒有得到證實。有時甚至還有負面影響。

而且，市面上也有一些惡質的營養補充品。尤其是Youtube和社群網站上廣告的營養補充品，都須要注意。隨便嘗試營養補充品，體脂肪也不會因此降低，只會白花錢，甚至還可能危害健康。與其花錢去買瘦身營養品，不如用這筆錢購買蔬菜、海藻或魚等食材和調味料，減重的效果會更好。

若你現在有正在服用的營養補充品，請先停用一至二週，觀察身體狀態的變化，再決定要不要繼續服用。如果沒有服用，身體狀況也沒有變化，現在手邊的分量吃完之後就可以不用再吃了。

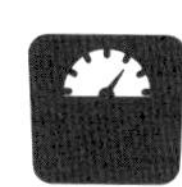

為什麼喝酒會胖？

許多人都知道喝酒會胖，但由於低醣飲食的盛行，有些人以為喝蒸餾酒或無醣酒類就不會胖。接下來，我想好好解釋酒和減重的關係。

酒精對我們的身體原本就有害。因此，攝取酒精之後，肝臟會立刻開始分解它。如此一來，肝臟會將其他攝取進來的物質代謝延後，身體就更容易累積體脂肪。而且，酒精在分解的過程中，會提高中性脂肪的合成。酒精在代謝時，也會消耗酵素和維生素B_1。維生素B_1是在人體內將醣類轉化為能量時必須的營養素，若是在分解酒精時消耗掉，會使醣代謝變差，可能因此造成肥胖。

而且，酒還會讓抑制食欲的荷爾蒙變少，導致食欲增加，攝取了過多的熱量。

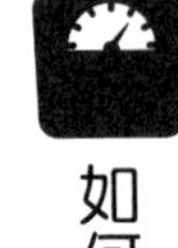

如何減少飲酒量？

說到減少飲酒量的方法，我建議嘗試暫停喝酒三天，並觀察身體狀況與生活的變化。相信許多人都會在這段期間內發現睡眠品質改善，且比較不容易疲倦。此外，早上也會比較爬得起來，時間跟心情都會比較從容，壓力減輕，出現容易瘦下來的良性循環。最近有一分研究發現，喝無酒精飲料也能帶來跟喝酒一樣的興奮與放鬆。每天晚上都要喝一杯的人，建議可以把酒換成無酒精或微酒精飲料，慢慢減少飲酒量。

不喝酒是最理想的，如果要喝，請適量飲用。

附帶一提，有一分關於酒和下酒菜的調查十分有趣。根據丹麥的研究指出，買紅酒的人常會一起購買蔬菜、水果、肌肉與低脂牛奶等健康食品，而購買啤酒的人，常會一起購買香腸、洋芋片、麵包與人造奶油。

除了飲酒的量須要節制，也要多加注意酒的種類與下酒菜。

怎麼吃甜點才會瘦？

我知道有許多人都戒不掉甜食，尤其是下午茶時間的甜點，一旦養成習慣，就非常難以戒掉。

喜歡把餅乾、甜點當成點心吃的人，通常在公司辦公桌和家中客廳都會準備伸手就能拿到的點心。在第二章也提過，請不要再買零食，或是將零食藏在不容易拿取、平常不會看到的地方。

不過，有些時候就是會想吃甜食，對吧？這時，可以試著用水果來代替。有些人認為「水果有很多果糖，吃了會胖」因而不吃水果，其實這是錯誤的。吃太多水果的確會胖，但水果的營養價值比甜食點心高，脂肪也比較少，非常建議用它來取代甜食。

各位也可以試著選購更高價的零食，例如購買比平常吃的冰淇淋昂貴的哈根達斯，或是不要在便利商店買零食，而是到附近的蛋糕店訂蛋糕。這些高價的零食，會讓你不暴飲暴食，也不會邊吃邊做別的事，而是會一口一口好好品嚐，如此一來就不會吃得太多，還會更滿足。每天都會吃點心零食的人，建議改成一週吃一～二次高級點心。不論是多喜歡的食物，每天吃都會讓感動和感謝漸漸變淡，偶爾吃一次才會讓人覺得更美味。

有些人會問：「可以吃減醣或無糖冰淇淋、餅乾嗎？」我的回答是，如果你喜歡那種點心就可以吃。但請不要忍耐著吃，或是心裡想著「這沒有含醣所以沒問題」，把吃東西當成一種紓解壓力的方法。

美國康乃爾大學的羅賓教授做過一項研究，發現當人感受到壓力，比較難以感覺到甜味。這分調查是在足球比賽結束後的體育館中進行，讓兩支球隊的粉絲吃酸酸甜甜的檸檬奶油甜甜圈。實驗發現，輸球球隊的粉絲感覺到的酸味較強，贏球球隊的粉絲感覺到的甜味則較強。

也就是說，人在有壓力時吃甜食，無法只吃一點點就滿足。相信有些人也有暴飲暴食的經驗。因為壓力會讓人難以感覺到甜味，因此暴飲暴食也算是自然現象。不過，既然都要吃好吃的東西，當然要好好品嚐它的美味。在心中有壓力時吃甜食是很可惜的。

若你要吃甜食或喝酒，享用它們時就要開心地好好享受！若是為了發洩壓力而吃喝，而且心中還有罪惡感，對身體、心靈和減重都只有壞處。在減重時完全禁止吃甜食只會造成復胖，「吃甜食時心裡有罪惡感」也是應該禁止的事項。

第六章

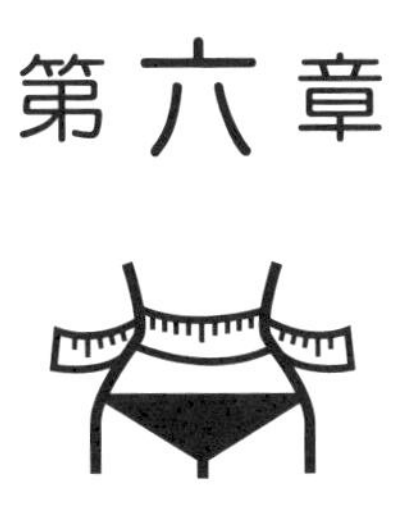

能讓你瘦的生活習慣

與其上健身房，不如增加日常生活的活動量

運動也要養成習慣

就如前面幾章所述，想要減重，改善飲食是不可或缺的過程。我認為許多人不用特別去運動，光是改善飲食和生活習慣，就能恢復標準身材。

不過，若想要達到理想的身材，就須要運動。肌肉量會隨著年齡增長而減少，想要維持體型，就必須運動。

運動不僅可以減少體脂肪，還有增加並保持肌肉量，抒解壓力、提昇睡眠品質等各種好處。而且，持續運動很重要。說到減重的運動，許多人都會想到上健身房、慢跑等等，若你本來就喜歡運動，確實可以立刻開始擬定上健身房或慢跑的計畫。

不過，大部分的人應該都沒有特別喜歡運動，或是沒有時間運動。這樣的人即使開始上健身房或慢跑，多半也都持續不久。

即使藉著健身房或個人健身計畫瘦下來，只要停止運動，體型就會恢復原狀。而且，有研究指出，在日常生活中久坐的人，即使定期上健身房，肥胖度還是偏高。**比起特別的運動，請先試著增加日常生活中的活動量，並養成習慣。**和改善飲食一樣，運動也要養成習慣，這非常重要。

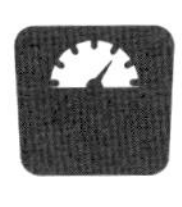

一天所消耗的熱量清單

各位知道我們消耗的熱量都花在哪些地方嗎？

一天的熱量消耗量，是由基礎代謝量、身體活動量與攝食產熱三項組成。

基礎代謝量指的是靜止不動時會消耗的熱量，攝食產熱（DIT）之前在第四章提過，是進食時消耗的熱量。最後，根據厚生勞動省的定義，約占總消耗熱量三成的身體活動量，是由「運動＋生活活動」組成。

運動指的是以維持或增強體力為目的而刻意進行的體能運動或身體活動性高的嗜好，生活活動則是日常生活中的勞動、家事、通勤等等。運動與生活活動兩者的比例，約是生活活動占九成。因此，**先增加生活活動量，才是提高每日消耗熱量的關鍵**。第二章曾經說明過，想養成新習慣時，把新習慣加在現有的習慣上，會更容易成功。因此，在日常生活中增加步行時間，或是減少坐著不動的時間，會比培養全新的運動習慣容易許多。

一天的熱量消耗量

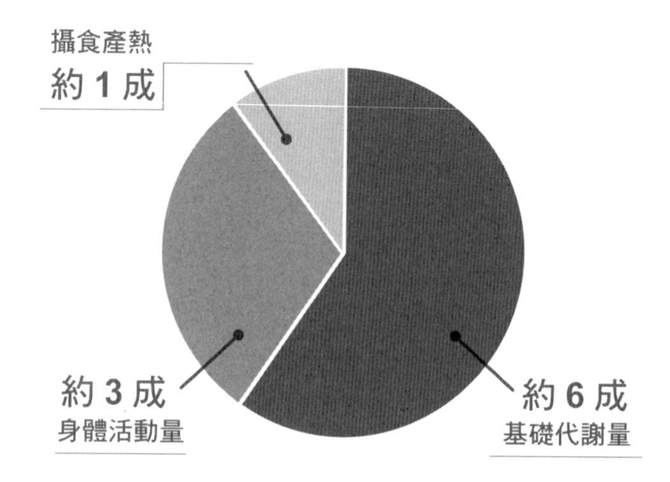

比起「一天一萬步」，快步走或爬樓梯更有效

在生活活動中，最須要注意的就是「步行」。

受新冠疫情的影響，有更多人遠距工作，想必有許多人在這一、兩年間都減少了每天走路的步數。關於增加步數的工具，我推薦走路就可以存到點數的APP，我自己也嘗試使用了幾個，其中，「樂天 health care」和「ANA Pocket」到現在都還在持續使用著。

根據厚生勞動省公布的「健康日本21」，二〇~六十四歲的男性每天的目標步數為九千步，女性則為八千五百步。六十五歲以上男性為七千步，女性為六千步。不過，**比起步數，「快走」的減重效果更值得期待**。

東京都健康長壽醫療中心研究所的青柳幸利做過一分研究，發現「每天走八千步，而且其中二〇分鐘是快走」的人，罹患糖尿病、高血壓的機率比身體活動少的人低了許多。關鍵在於，每天必須用「要很努力才能邊走邊說話的速度快走二〇分鐘」。

附帶一提，這二〇分鐘可以分成幾次進行。實際上，美國猶他大學有一分研究報告指出，**「每天爬樓梯的減重效果比不定期去健身房運動更好」**。就算沒有一段完整的時間可以運動，只要平常養成快步走路的習慣，減重效果就會更好。尤其是上下樓梯，運動強度比快走更高，建議各位都用走樓梯取代搭電梯或手扶梯。希望今後，各位可以把自己家和公司等周遭環境都當成健身房。

久坐的人要注意

澳洲昆士蘭大學的一分調查發現了驚人的事實：坐著一小時不動，壽命就會縮短二十二分鐘。此外，美國的研究報告也指出，不論有沒有運動習慣，看電視的時間愈長，罹患第二型糖尿病的案例就愈多。WHO也曾警告，久坐會提高癌症與糖尿病的罹患率，比例與吸菸、喝酒差不多。長時間坐著，下半身的肌肉無法得到充足的氧氣，因此會造成血流與代謝降低。

在坐著工作時，理想是每三〇分鐘就站起來稍微活動一下，至少一小時要起身一次。剛開始實行時，建議使用智慧型手機的鬧鐘功能提醒自己。

近年來，有些職場漸漸引進站立式辦公桌。站著開會或邊走邊開會，不僅對健康有好處，還可以提高創造性。

站立式辦公桌即使不是可以電動調整高度的專業款式也沒關係，在家工作的人，可以把紙箱或台子堆起來，取代站立式辦公桌使用。我也是這麼做的。嘗試站著工作時，若是一開始就整天站著，可能會引發身體不適，請先嘗試短時間的站立工作。確定對身體狀況沒有負面影響後，再慢慢拉長站著辦公的時間。

不論是坐著還是站著，長時間保持同樣的姿勢都不是好事。請在不會妨礙工作的範圍內提醒自己時時活動身體。從前人們認為抖腳是一種儀態不良的行為，但現在發現它具有消除水腫、緩解手腳冰冷、抒解壓力等各種有益於健康的效果。日本國立長壽醫療研究中心的調查發現，持續抖腳可以改善血液循環，抖腳五分鐘後平均體溫將上升將近兩度。若是站著，可以踮起腳尖再放下，或是用單腳站立，這樣能夠增加熱量消耗並促進血液循環。

在家中使用智慧型手機時，也不要坐在椅子上或是躺在沙發上，建議最好是站著。

只要姿勢變好，代謝就會變好

駝背、骨盆前傾、太用力靠椅背等不良姿勢，會讓代謝下降，身體也更容易積蓄脂肪。若因工作等原因無法減少坐著的時間，請改善姿勢，培養易瘦的生活習慣。

想預防駝背，可以把椅子和電腦調整到身體不會過於前傾，背部自然挺直，視線稍微向下的高度。此外，椅子坐得過淺會讓下身前傾，容易有骨盆前傾的問題。骨盆前傾會提高腰痛的機率。

若要提高代謝，可以將膝蓋併攏，兩腳的腳踝也併攏，夾緊大腿內側。也可以保持坐姿，輪流踮起腳尖和腳踝。

理想的站姿是從側面看，耳孔、肩膀、腳踝外側呈一直線。請提醒自己挺直背部，想像有一根線從你的頭頂穿進來。

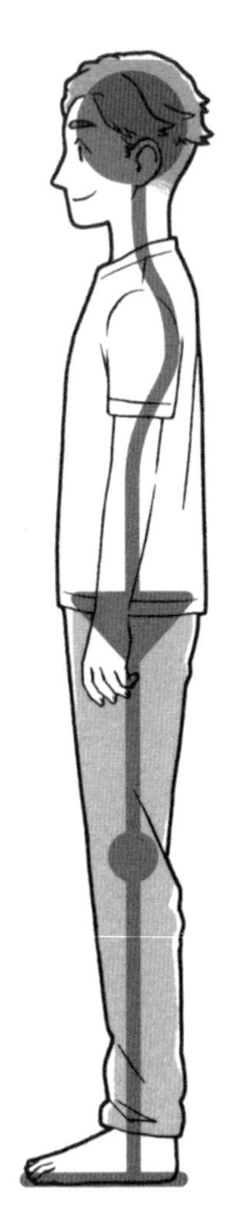

最近有很多人會在滑手機時駝背，頭向前探出。想要保持良好的姿勢，必須把手機拿到比視線稍微低一點點的位置。同時將沒有拿手機的另一手，夾在拿手機的手跟軀幹之間，這樣就能輕鬆地保持正確姿勢。

想要矯正不良姿勢，一開始會很花時間，而且還會有不協調感，但只要每次注意到自己的姿勢不對就反覆矯正，姿勢便會愈來愈正確。有些模特兒和演員被問到「為了保持身材做了哪些事」時，會回答「什麼也沒做」，事實上，這是因為他們已經完全習慣用這種正確的姿勢站立，因此站立時會自然地使用腹肌與背肌。只要練習，一定會漸漸改變，正確的姿勢會是你這輩子都受用的寶物。

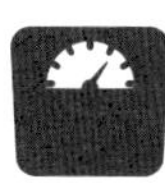

呼吸也是運動的一部分

深呼吸具有增加熱量消耗、活化代謝的效果。重覆深呼吸幾次，就能感覺到身體慢慢變熱。

原本呼吸就是藉由腹部深處的橫隔膜、肋間肌與腹橫肌等呼吸肌肉牽動肺部來進行。我們一天約要呼吸兩萬～兩萬五千次，因此，沒有時間運動的人，只要加深平常的呼吸，就能稍微得到運動效果。例如使用電腦或手機時，做家事時，看電視時……在日常生活中盡量提醒自己深呼吸。

藉由呼吸引導減重效果的重點在於以下兩點：

①從鼻子吸氣

②把吸進去的氣完全吐出來

關於①，從鼻子吸氣可以讓空氣通過比口腔更狹窄的鼻腔，也更須要使用呼吸肌，從而增加熱量的消耗。吐氣時則可以從嘴巴吐。關於②，無意識的呼吸會在吸氣時使用肌肉，而吐氣時肌肉是鬆弛的，只是將空氣吐出體外，並不會使用肌肉。但只要刻意長長地吐氣，把空氣完全吐出去，就能鍛鍊呼吸肌。

了解這兩點之後，我還要介紹「四四八呼吸法」，吸氣時數四秒，接下來四秒憋住氣，最後花八秒把吸進去的氣完全吐掉。吸氣時手放在肚子上，讓肚子鼓起，中間憋氣的四秒，能幫助氧氣到達全身。這是大聯盟選手也會在訓練時使用的呼吸法，還有放鬆身心的效果。因工作感到緊張時，也可以使用這個方法來幫助提昇效率。

生活有規律之後，再加上運動

運動除了具有減少體脂肪、增加並保持肌肉的效果，也有抒解壓力，提昇睡眠品質等各種好處。此外，人的肌肉量會隨著年齡增長而減少。年歲漸長後，想要保持活力，就必須維持肌肉量，減緩肌肉減少的速度。建議從現在開始培養運動習慣，首先從「每天深蹲一次以上」「伏地挺身一次以上」「一天跑一分鐘以上」等簡單的目標開始實踐，想去健身房，之後再去也不遲。

本章結束後，還有關於肌肉訓練與有氧運動的專欄，已經學會飲食與生活活動的讀者，以及想要進一步雕塑身材的讀者，不妨試著參考。

會瘦的睡眠習慣

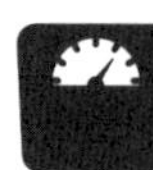

睡眠不足會導致肥胖

睡眠不足會引起肥胖。

美國史丹福大學在二〇〇四年的調查顯示，睡眠時間過短，會導致增加食欲的荷爾蒙「飢餓素」增加，抑制食欲的荷爾蒙「瘦素」變少，這會讓我們更想攝取醣類、脂肪與鹽分。深夜會想吃洋芋片、泡麵等垃圾食物，可以說是一種自然反應，因此最好不要買來放在家裡，也不要熬夜。睡眠時間太少還會造成成長荷爾蒙減少，使代謝減低，肌肉量也會減少。

實際上，哥倫比亞大學也在二〇〇五年發表了一分由各個機構針對睡眠時間與肥胖實施的調查。結果發現睡眠時間愈短的人，肥胖比例愈高，和睡眠時間七～九小時的人相比，只睡六小時的人肥胖率高出二十三％，睡五小時的人高出五〇％，睡四小時以下的人高出七十三％。根據以下睡眠時間與ＢＭＩ關係的分析，能不能睡到七小時左右，是是否容易變胖的關鍵。

此外，即使一樣是睡七小時的人，晨型人也比較容易瘦。二〇二一年十一月一分刊載在《European Heart Journal Digital Health》期刊的英國研究指出，在晚上十～十一點間就寢的人，罹患心血管疾病的風險最低。

成長荷爾蒙在晚上十點至凌晨兩點之間分泌最旺盛，這段時間也可以說是睡眠的黃金時段。不過，近年來有種說法否定這個理論，主

不同睡眠時間組的平均 BMI

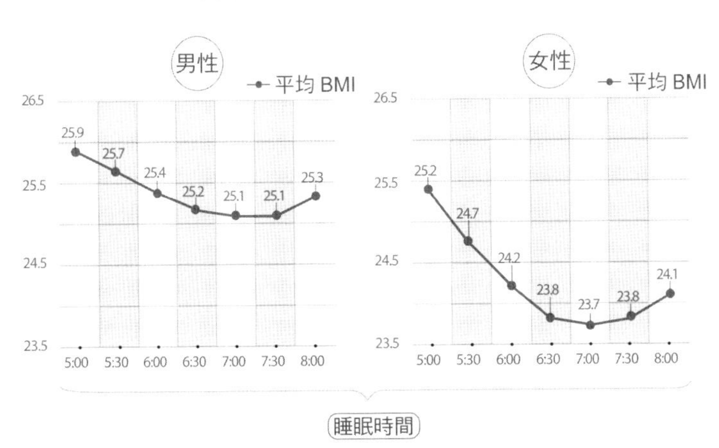

出處：參考 Docomo Health Care《〈身體檔案〉白書 2018》，由本人製作

張「入睡後的前三小時才是成長荷爾蒙的關鍵」。入睡後的三小時的確重要，但不建議各位忽視過去的理論，選擇夜型生活。

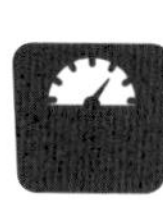

助你擁有優質睡眠的生活習慣

想擁有好的睡眠品質，就不能缺少「睡眠荷爾蒙」褪黑激素。褪黑激素的分泌會隨著年齡增長而減少，「年紀大了以後睡眠時間變短」是正常現象。有些人雖然每天都有睡足，但睡眠品質不佳，因此白天會感到強烈的睏意。以下是幾種幫助改善睡眠品質的生活習慣。

【早餐補充色胺酸】

色胺酸是促進褪黑激素產生的關鍵，它是一種必須胺基酸，白天會在腦中轉換成血清素，晚上再轉變成幫助睡眠的褪黑激素。含有大量色胺酸的食材有黃豆製品、乳製品、穀類等等。肉類、魚類、芝麻、花生、雞蛋、香蕉也含有色胺酸。吃飯時要多選擇幾種菜餚，維持飲食均衡。早餐只吃麵包和咖啡或是根本不吃早餐，對睡眠品質來說也不是好事。

【白天要曬太陽】

褪黑激素會在曝曬早晨的陽光後十四～十六小時開始分泌，引發睡意。也就是說，優質的睡眠其實是從當天早上的生活方式開始。請盡量在上午或早晨曬太陽，例如通勤時走在陽光下，或是在採光良好的地方吃早餐。直接曝曬在日光下，會讓人體內產生維生素D，血清素則是會在隔著玻璃曬太陽，或是陰天外出時分泌。奈良縣立醫科大學有一分研究指出，「不論是不是早上，只要白天曝曬愈多明亮的光線，晚上的褪黑激素分泌量就會愈多」。

【在就寢前六〇～九〇分鐘入浴】

體溫下降，就會感覺到睡意。利用這個生態反應設定入浴時間，能幫助我們順利入睡。洗完澡後，體溫會在一至一個半小時內緩緩下降，建議在就寢前一至一個半小時前入浴。此外，太熱的水溫會使交感神經活化，精神反而會變好，建議洗澡水溫最好在三十八～四〇度間較為適當。

為了提升深部體溫，請盡量在淋浴後泡澡。

【就寢時建議完全熄燈】

根據美國國立衛生研究所的調查，睡眠中的環境亮度與肥胖是相關的。開著室內照明或電視睡覺的人，在五年內增加五公斤的機率要高出十七％。BMI超過二十五的風險則高出二十二～三十三％。這是因為睡眠時若周遭環境有光，褪黑激素就會減少，生活節奏也會被打亂。有些人要在明亮的環境中才睡得著，但以減重的觀點來看，還是關燈睡覺比較理想。今後請記得，別再開著電視睡覺了！

睡前滑手機會降低睡眠品質

直到臨睡前都在看手機，是降低睡眠品質的NG行為。

近年來，用手機看Youtube、Netflix等影片的人愈來愈多。除了使用社群網站，用手機打電玩的人也變多了。

在日本厚生勞動省公布的「改善健康睡眠指針二〇一四」中，呼籲民眾躺下來之後就不要再使用手機。直到臨睡前都在使用手機，不僅會縮短睡眠時間，睡眠品質也會下降，如果想瘦下來，建議避免。根據醫療設備大廠飛利浦所做的調查，八十四%的人會把手機帶到床上。建議至少在睡前三〇分鐘避免使用電子設備。若忍不住想看手機，請試著在睡前三〇分鐘把手機留在客廳充電，設法不要把手機帶進寢室。

此外，若在傍晚以後使用手機或電腦，建議調到夜間模式（暗色模式），夜間照射到強烈的光線，大腦會被喚醒，難以進入就寢模式。照明也是一樣，若家中的燈具可以調整，請在傍晚以後調弱亮度，或是加入間接照明。

防止壓力導致肥胖的生活習慣

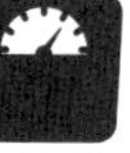

壓力是肥胖之源

有一句話叫「壓力讓人胖」，壓力與肥胖的確有很密切的關係。近年也有「疫情讓人胖」的說法，其實，背後的原因並不是只有運動不足。盡量不參加活動、不外出、戴口罩等等帶來的壓力，都是導致肥胖的重要因素。東洋醫學主張「身心合一」，身體與心理相互連結，彼此影響。WHO也指出，壓力是「二十一世紀的流行病」，呼籲大眾提高警覺。

因壓力導致肥胖，與皮質醇這種荷爾蒙大有關係。一分蘇格蘭的調查指出，皮質醇的分泌量與BMI、腰圍有密切的關係。體重愈重的人，皮質醇的分泌量也愈多，尤其是腹部會累積許多脂肪。

皮質醇是身心受到壓力時由腎上腺皮質分泌的物質，因此又稱為「壓力荷爾蒙」。看到這裡，也許你會認為皮質醇是不好的東西，但它其實是生物保護自己所需的荷爾蒙。當動物遭遇到生命危險，須要選擇戰鬥或是逃走。這時，身體會分泌皮質醇，肝臟會製造糖分，升高體內的血糖值。如此一來，心跳就會變快，肌肉與大腦的血液流量增加，無論是戰鬥或逃跑，都會有更高的機率生存下去。

工作時上台簡報或參加面試，也會發生「心跳加快、胃部緊縮、流手汗」等等反應，這是急性壓力引發的正常現象。成功迴避危機之後，就會恢復到一般狀態，副交感神經發揮作用，使心情沉靜下來，還會感覺到飢餓。相信很多人都有類似的經驗，完成一件重要的工作後，會感覺到食欲增加了。

當然，並非所有的壓力都好，適度的壓力能幫助活化大腦，克服壓力也能讓人得到成長的機會，找到努力的意義。

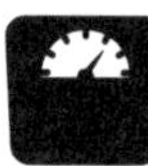

慢性壓力會阻礙減重

問題在於慢性壓力導致的皮質醇過度分泌。皮質醇也會引發胰島素分泌，使身體內沒有消耗完畢的糖更容易轉化成脂肪儲存。

長期的壓力還會造成分泌皮質醇的腎上腺皮質疲勞，引發腎上腺疲勞症候群。腎上腺皮質是負責製造五〇種以上荷爾蒙的內臟，腎上腺疲勞會引起身體狀況不佳與疾病。

現代由於工作忙碌，有時難以順利切換工作與休息模式，讓許多人經常感受到壓力。厚生勞動省在二〇一四年發表的「健康意識調查」指出，「一直感覺到」和「常常感覺到」不安與煩惱的人，合計共占七〇．二％，「完全沒有感覺」的人只有四．一％。我在指導客戶減重時，常會察覺邊用電腦工作邊吃午餐的人沒有切換工作與休息模式。進食時，原本應該是副交感神經活躍，身心放鬆的時候，但若邊工作邊吃午餐，就無法放鬆，反而會引發慢性壓力。

持續的慢性壓力會使大腦中主掌情緒的部分比主掌理性的部分強勢，導致食欲更容易失控。壓力還會造成自律神經失調，使代謝降低，體脂肪持續累積。

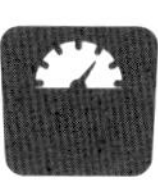

養成正向思考的習慣

那麼，我們該怎麼處理壓力呢？將壓力管理分成「不累積壓力」與「適當地抒解」這兩項來思考，比較容易找出方法。

想要不累積壓力，我建議的方法是養成正向思考的習慣。就像姿勢和走路方式等等的身體使用方式會有慣性一樣，思考也是有習慣的。

即使是習慣負面思考的人，只要反覆用正向的想法解釋事物，思考方式就會慢慢改變。以下是兩種能有助養成正向思考習慣的方法。

第一個方法是**活用自問自答**。容易負面思考的人，請在遇到討厭的事情時試著問自己：「這件事沒有可以正面解讀的地方嗎？」「我能從這件事裡學到什麼？」

以下介紹減重時常發生的狀況。主管請職場所有人吃高熱量的甜點，你必須當場吃下時，心裡是怎麼想的？想必有很多人會覺得「我明明在減重，你怎麼這麼多事！我最近忍著都沒有吃甜點耶！」導致吃的時候心中有滿滿的罪惡感。這種想法會讓ＤＩＴ（攝食產熱）下降，造成壓力累積，也更容易發胖。若能告訴自己：「吃都吃了，回家時多走一個車站的距離吧，最近運動量不太夠，也好一陣子沒吃甜食了，剛好都趁這次解決。」好好品嚐甜食的美味，就比較不容易發胖。

第二個方法是**寫「三行日記」**。三行日記是將當天發生的三件好事（開心的事、做到的事、感謝的事）各寫成一行文章。持續寫三行日記，可以養成找到事物的積極面，做出正向解釋的習慣。還沒熟練之前，可以在三個項目裡面選一項，寫一句就夠了。

想要抒發壓力，我建議的方法是定期運動。芬蘭有一分調查指出「一週運動兩次以上的人，幾乎不會感覺到壓力或不安」。須要注意的是，討厭運動的人可能會因為「想要減重，今天也必須運動」而懷抱著義務感，或是運動太過激烈，反而造成壓力。還沒有運動習慣的人，請先從輕鬆的短時間運動開始嘗試，過程中也必須注意有沒有造成自己的壓力。

了解進食以外的抒壓方法

除了突然出現的食欲之外，也要掌握該如何抒解平常產生的壓力。舉例來說，自從美國的大型ＩＴ企業開始引進之後，正念（mindfulness）在日本也開始流行，對某些人來說，正念確實有抒解壓力的效果。瑜伽及桑拿這兩種活動也能夠抒解壓力，算是對減重有效的運動。

除此之外，有些時候只要跟感情好的朋友聊聊天就能化解壓力，也可以向對方傾吐煩惱。如果沒有可以商量煩心事的人，或是有無法啟齒的煩惱，把它寫在紙上也是一種抒解方法。寫成文字之後，會較能客觀看待，有整理思緒的效果。把寫完的紙丟進垃圾桶，也是一種抒發方式。

以上舉了幾種不同的例子，事實上，抒壓不須要使用特別的方法。一般常見的興趣，例如聽音樂、閱讀、跟寵物一起玩、看電影、唱卡拉ＯＫ、打電玩、看喜歡的 Youtube 影片等等，也都可以。

你現在知道幾種可以抒解自身壓力的方法呢？如果想不出來，請從今天開始試著在生活中注意哪些事情能讓你抒發壓力，放鬆身心。我也建議你抱持著好奇心挑戰各種新事物，當你找到進食之外的抒壓方法，減重的難度就會一下子降低許多。

減重習慣會帶來幸福

如果你「戒不掉甜食」「雖然想瘦但沒辦法忍住不吃」，原因可能出在血清素不足導致的多巴胺分泌過剩。目前，國外已經開發出以血清素對抗肥胖的藥物，增加體內的血清素有助於解決肥胖問題。

血清素是作用於腦內的神經傳達物質，與情緒控制和神經穩定有十分密切的關係，因此又稱為「幸福荷爾蒙」。

血清素具有刺激飽食中樞，防止過食的作用，還可以減輕壓力帶來的影響。緩解便祕、提高睡眠品質、改善低體溫等等與減重相關的效果也很令人期待。

另一方面，多巴胺則是在人們感覺到快樂或喜悅時分泌，具有提高幹勁與幸福感的作用。同時也會使大腦發出「肚子餓了，快吃」的指令，刺激飽食中樞。壓力很大時，人體會對多巴胺產生抗性，想要更強的刺激，可能導致對甜食、酒精、賭博或手機成癮。

能夠增加血清素的關鍵有陽光、呼吸、飲食和親密接觸。

之前的章節已經提過，陽光是優質睡眠的必要條件，呼吸與飲食也和減重密切相關。總而言之，減重習慣與增加幸福荷爾蒙有關。

附帶一提，關於親密接觸，不僅限於跟人或動物的物理性接觸，與朋友聊天或家人團聚的心理接觸也包含在內。各位也可以嘗試在社群網站上尋找同樣以減重為目標的夥伴。我也建立了一個「減重九成靠習慣」（ダイエットは習慣が９割）的ＬＩＮＥ群組。參加者都在開心地討論健康減重，是一個很棒的社群，請各位務必參加。

想要養成習慣，關鍵在於沒有壓力地持續做下去。為此，**必須持續做出小幅度的改善，控制在不會讓你感覺到壓力的程度**。本書之前的章節，就介紹了基本的知識與應該實踐的方法。

讀完本書之後，你應該開始做的是：採取行動、思考如何打造你的減重機制、花點心思設計、複習、別放棄，還有持續下去。

專欄　幫你打造理想體型的運動習慣

第六章介紹了減重效果好，且容易養成習慣的徒步、姿勢與呼吸方法。當各位已經養成了良好的生活習慣，請一定要試著加入運動。如果只是想要標準體型，提高生活活動的強度就能達成，不過，若想要更理想的體型，就必須運動。

接下來，我想說明讓許多人都感到困惑的重量訓練與有氧運動的效果。

重量訓練應該比較容易想像，相對地，有氧運動指的是走路、慢跑、游泳等長時間持續的運動。

重量訓練和有氧運動哪種比較好

「重量訓練和有氧運動哪種比較好？」這個問題，我建議由你的目標體型來選擇。

這是因為，目標是哪種體型，適合的運動會不一樣。請想像一百公尺短跑的田徑選手和馬拉松選手的體型。**如果你想要田徑選手充滿肌肉的體型，可以多做重量訓練。若是想要馬拉松選手的纖瘦身材，優先選擇有氧運動會比較輕鬆。**在第三章提到的理想體型，也可以當成選擇運動時的參考。

也常有人問我：「想連續進行重量訓練和有氧運動，先做哪一個比較好？」我的答案是，**若是為了減重，建議先做重量訓練。**理由是，一開始先做重量訓練，稍後開始做有氧運動時，體脂肪比較容易當成熱量燃燒。像重量訓練這樣的無氧運動做完之後，氧氣的攝取量會增加，可以延續代謝升高的狀態（後燃效應）。這個狀態會根據運動強度與長度而改變，有時甚至可以達到二十四小時以上。有許多個人健身房都會使用重量訓練，是因為重量訓練是效率很好的運動。

而且，重量訓練還可以訓練單一部位的肌肉，塑身效果值得期待。

練出肌肉就能獲得代謝較高的身體嗎？

常聽到「想要練出肌肉，提高基礎代謝，讓身體不易發胖」的說法，但這並非二～三個月就能達成，須要花好幾年慢慢實踐計畫，才能實現。而且，為了維持較高的代謝，還必須一直持續這樣的生活。

此外，有些人認為「肌肉只要練出來，就算不繼續做重量訓練，也能維持肌肉量」，這也是錯誤的觀念。

運動員之所以能維持結實的體型，是因為他們經常在鍛鍊。有許多人學生時代都有運動，因此體型勻稱結實，出了社會卻突然發胖。若為了減重，每週做三次一小時的重量訓練，練出了肌肉，想要維持這些肌肉，就必須保持相同程度的訓練。肌肉訓練的技術進步之後，頻率減低一些也能維持體型，但還是有其極限。

就算努力仰臥起坐，肚子也不會瘦

有些人為了減少肚子的脂肪，只做仰臥起坐。不過，我們的身體其實無法只瘦下其中一、兩個部位。不過，內臟脂肪會比皮下脂肪更早減少，因此內臟脂肪多的人做仰臥起坐，可能會覺得「肚子先瘦下來了」。不過，其實透過其他運動或單純只有改善飲食，也會發生同樣的現象。

因為無法減少單一部位的脂肪，所以，增加消耗掉的熱量，才是減重的捷徑。

想要高效率提高消耗的熱量，就要使用大塊的肌肉。

全身的肌肉約有六～七成位於下半身，尤其是大腿和臀部都有很大塊的肌肉。如果想要減重，比起仰臥起坐，深蹲的效果會更好。深蹲之所以有「重訓之王」的美稱，原因就出在這裡。另一方面，上半身的大塊肌肉位於胸部、背部與肩膀周圍。伏地挺身可以說是能夠均衡訓練上半身肌肉的運動。全身的肌肉都要均衡訓練，但可以先以大塊的肌肉及腹肌為目標。

能夠提高減重效果的重量訓練

即使只做深蹲、伏地挺身、仰臥起坐等在家就能做的訓練，只要方法適當，就能打造出線條有致的體型。

偶爾會看到人說「我每天都連續做五十次深蹲」。如果這樣訓練的目的是維持肌力，那就無妨。但若是以減重為目標的運動，在仍有餘力的狀態做多次重訓其實有些可惜。**想要提高減重效果，建議做十～十五次後就無法繼續的運動**。舉例來說，做深蹲時，拿著負重器、蹲得更深、放慢速度或是用單腳做，都可以提高運動強度，進而提高訓練肌力的效果與後燃效應，幫助減重。

另外，我也推薦用一定的速度去做，例如兩秒做一次深蹲，一直做到做不下去為止，還有「挑戰自己一分鐘能做幾次深蹲」。重量訓練最重要的是必須慢慢增加次數與提高強度。在記錄飲食與體重的同時，也要一起記下重量訓練的名稱與次數，慢慢更新自己的紀錄，若能感受到自己的成長，就更容易養成習慣。

有氧運動一定要持續二十分鐘以上，否則就沒有意義？

有氧運動包括健走、慢跑等，可以輕鬆地開始做，對於改善健康、提振精神、提高心肺功能都有很好的效果。

有一個說法主張「有氧運動如果沒有持續二十分鐘以上就無法燃燒脂肪，根本沒有意義」，這是錯誤的資訊。正確的說法是「有氧運動持續二十分鐘之後，燃燒的脂肪會比醣類更多」。因此，就算只慢跑幾分鐘，也不會沒有意義。

此外，如果因為想要早點減少體重而做了太多有氧運動，可能會導致肌肉跟體脂肪一起減少，這點必須多加注意。尤其是討厭跑步的人，請不要為了減重而拚命跑步。心理壓力的累積會造成自律神經失調、食欲增加，反而更難瘦下來。

附帶一提，各位聽過「慢跑道德風險」嗎？

它的意思是「今天我有跑步，吃得比平常多也沒關係！」的想法。不只是跑步，可以適用於所有的運動。平常就有運動卻瘦不下來的人，可能就是陷入了慢跑道德風險！

除了以馬拉松跑者體型為目標的人、非常喜歡跑步的人、參加馬拉松比賽的人之外，一次的慢跑請以三十分鐘為限。若想做更多運動，比起拉長跑步時間，建議增加重量訓練的時間，更能高效率減重，促進健康的效果也會更好。

後記

本書提供了許多關於減重習慣的資訊。想要健康瘦身且不復胖，須要養成幾個習慣。相信讀到這裡，各位已經明白過去流行的「只靠○○就瘦下來」之所以實行起來不順利，其實是非常正常的。

不過，各位不須要因為想要早點瘦下來，就一次把本書介紹的所有訣竅都用上。生活的急速改變會帶來沉重的身心負擔，請慢慢地一個一個來，確實培養減重習慣。**減重不是一時的活動，而是一輩子持續的生活習慣**。我們的目標不是只減下體重數字，而是在不減去肌肉的同時減掉體脂肪，改變體型外觀，改善健康。

本書介紹的各種習慣都具有高度的重現性與通用性，不過，並不是所有人都能把每一個習慣做到一○○％。每個人的興趣嗜好、工作、家庭環境都不相同，因此，請將本書介紹的習慣當成基礎，製作一分最適合自己的「減重說明書」，加入每天的減重行動中。也可以按照自己的狀況或目的，思考自己的必要習慣與模組化方法。如此一來，你的減重說明書就會更加完整，能夠幫助你一輩子維持理想的體型。

既然都已經獲得了正確的減重知識，不開始實踐實在是太可惜了！我想說一個強調「行動很重要」的海外小故事。有一位青年，因為父母要動手術而需要一大筆錢。青年每天都去教會，無數次向上帝祈求「請讓我中彩券」，上帝心中則祈求「我會讓你中彩券的，但至少你要先去買彩券啊」。

各位已經學到了能成功瘦下來的方法，但如果沒有採取行動，體型就不會改變。行動必須長久持續，還要養成習慣。當習慣漸漸固定下來，你就不再會覺得「自己正在減重」。這和養成刷牙習慣是一樣的。女星和模特兒也常說「我沒有為了保持身材做什麼特別的事」，事實上，是因為她們已經習慣了這樣的日常生活，並不覺得這些事情特別。到了這個狀態，已經養成了能夠維持纖瘦身材的習慣，就可以說是從減重畢業了。習慣固定之後，即使想瘦下來的欲望消失，也不會再復胖了。

讀過一次就完全理解，並持續實踐的人，是非常少見的。而且，每個人閱讀時，會產生共鳴的部分都不一樣。因此，建議每個月定期重新閱讀本書，隨時檢查有哪些項目已經培養成習慣，下次要培養哪些習慣。持續一年後，應該就能養成許多減重習慣。日後看到新的減重方法，你也能冷靜地看清它的本質。希望本書能夠長久幫助你和你身邊的人做到健康減重。

最後，感謝幫助本書出版的各位夥伴：petite-lettre的谷口代表、編輯玉村、谷口惠子、帶給本書出版機會的rabbit foot公司宮本、陸奧出版研討會的企劃與主辦松尾、講師飯田、clubhouse減重部的夥伴們、在clubhouse出版企劃提供創意的朋友們、過去接受我指導的客戶們，以及在生產前後的辛苦時期依然協助我的妻子與家人們。

真誠感謝讀到最後的你。若你能在我的社群網站或部落格告訴我你的讀後感想、實踐後的變化、自創的計畫組合與習慣，我會非常開心。只要搜尋我的本名增戶聰司（増戸聡司）或是「減重警察」（ダイエットポリス），就能找到我的帳號。我也希望能透過社群網站和更多的人聯繫。

減重警察・增戶聰司

各種減重素材下載頁

各位可由以下網址下載各種附錄素材，網址中也有各章介紹過的研究等參考文獻清單（全日文）。

【下載用網址】http://pbook.info/diet9/

【可下載素材】

◆能幫你成功減重的七種習慣清單
◆減重習慣檢查表
◆健康減重飲食記錄表

能幫你成功減重的理想一天

□起床後拉開窗簾，曬曬太陽
□上完廁所後，量測並記錄體重與體脂肪
□吃早餐
□一天吃 3 餐以上（可以吃零食）
□早餐、午餐多吃一點，晚餐分量少一點
□記錄吃下、喝下的食物與飲料
□吃東西時注意攝取「豆麻藻菜魚菇芋」
□菜色要五彩繽紛
□充分咀嚼
□每吃一口就要放下筷子
□「先吃配菜」「最後吃碳水」
□用手掌來量食材分量
□肚子餓時先確定不是假食欲（利用以下方法）
　喝點溫的飲料／刷牙・漱口／輕度運動／腹式呼吸
□常常補充水分
□養成正向思考的習慣
□提醒自己快步走路，注意上下樓梯的運動
□坐著工作時，30 分鐘要起身一次，稍微活動身體
□發現自己駝背時要修正姿勢
□提醒自己深呼吸
□就寢前 90 分鐘入浴
□晚上把手機切換到夜間模式
□睡覺時把燈全部關掉

習慣 2　注意吃東西的順序與方法

①「先吃配菜」「最後吃碳水」（P85）
②充分咀嚼（P77）
③不要邊吃飯邊做事（P82）
④每吃一口就要放下筷子（P81）

習慣 3　藉由「豆麻藻菜魚菇芋」飲食攝取均衡營養

①每天都要吃到「豆麻藻菜魚菇芋」食材（P120）
②注意菜餚要色彩繽紛（P128）
③尤其要提醒自己攝取海藻、蔬菜、魚、菇類（P120）
④用手掌測量食材，吃適當的量（P129）

能幫你成功減重的七種習慣清單

習慣 0　開始前設定包括 4 個鐵則在內的目標

請思考以下 4 點，並寫下自己的目標，盡量貼在隨時都能看到的地方，或是寫在隨身記事本中，常常檢視（請運用 69 頁的健康減重．目標設定表）

①明確定義「我是為了什麼而減重？」（P56）
②設定健康減重的目標（P60）
③不僅是體重，而是將改變習慣也加入目標（P64）
④同時思考中期、長期目標（P66）

習慣 1　每天記錄

每天都要記錄以下 3 個項目，寫在手機的記事本裡，之後就能用搜尋功能找到，也可以手寫紀錄！（P72）

①吃下、喝下的所有食物、飲料
②體重與體脂肪率
③身體狀況變化

習慣6　管理睡眠、壓力、水分補給等「3S」

①提高睡眠品質，確保睡眠時間（P152）
②控制壓力（P161）
③常常補充水分（P89）

習慣7　在日常生活中加入不勉強自己的運動習慣

①優先選擇走樓梯、走路、騎自行車（P141）
②減少坐著的時間（P143）
③注意姿勢（P145）
④注意呼吸（P147）

習慣 4　進食時注意三大營養素的質與適當的攝取量

①醣類吃太多或太少都不好（P110）
②蛋白質一定要好好攝取（P105）
③吃優質脂肪，注意不要過量（P107）

習慣 5　注意三餐

①三餐中，晚餐的量要最少（P96）
②早餐要吃，好好攝取蛋白質和膳食纖維（P93）
③晚餐時間較晚時，在下午～傍晚之間吃點輕食，並減少晚餐分量（P96）

習慣6			習慣7		回顧
睡眠	壓力管理	水分補充	樓梯、步行	姿勢、呼吸	

減重習慣檢查表

7 個習慣			習慣 1	習慣 2	習慣 3	習慣 4	習慣 5
日期	體重（公斤）	體脂肪（%）	記錄	吃的順序、方法	豆麻藻菜魚菇芋	三大營養素	三餐比例與時間
/							
/							
/							
/							
/							
/							
/							
/							
/							
/							
/							
/							
/							
/							
/							

習慣 6			習慣 7		回顧
睡眠	壓力管理	水分補充	樓梯、步行	姿勢、呼吸	

7 個習慣			習慣 1	習慣 2	習慣 3	習慣 4	習慣 5
日期	體重（公斤）	體脂肪（%）	記錄	吃的順序、方法	豆麻藻菜魚菇芋	三大營養素	三餐比例與時間
/							
/							
/							
/							
/							
/							
/							
/							
/							
/							
/							
/							
/							
/							
/							

參考書籍

『ダイエットをしたら太ります。最新医学データが示す不都合な真実』（永田利彦／光文社新書）
『最後のダイエット』（石川善樹／マガジンハウス）
『寝たきり老人になりたくないならダイエットはおやめなさい。「筋肉減らし」が老いの原因だった』（久野譜也／飛鳥新社）
『小さな習慣』（スティーヴン・ガイズ／ダイヤモンド社）
『小さなダイエットの習慣』（スティーヴン・ガイズ／ダイヤモンド社）
『忖度なしの栄養学 科学的根拠に基づいた「ボディメイク×ニュートリション」の新バイブル』（NEXTITKento／ベースボール・マガジン社）
短期間で“よい習慣"が身につき、人生が思い通りになる！超習慣術』（メンタリスト DaiGo／ゴマブックス）
『科学的に正しいダイエット 最高の教科書』（庵野拓将／ KADOKAWA）
『簡単！箸置きダイエット よく嚙むとカラダは変わる ココロも変わる どんどん変わる』（金城実／プレジデント社）
『無理なくやせる“脳科学ダイエット"』（久賀谷亮／主婦の友社
『人生を変える最強の食事習慣―『時間栄養学』で「健康」「成功」を手に入れる』（大池秀明／農林統計協会）
【図解でわかる！】やってはいけないウォーキング』（青柳幸利／ SB クリエイティブ）
『佐々木敏の栄養データはこう読む！』（佐々木敏／女子栄養大学出版部）
『佐々木敏のデータ栄養学のすすめ』（佐々木敏／女子栄養大学出版部
『オックスフォード式 最高のやせ方』（下村健寿／アスコム）
『日本人の食事摂取基準〈2020 年版〉』（厚生労働省）
『肥満症の総合的治療ガイド』（日本肥満症治療学会）
『ライフスタイル療法Ⅰ第 5 版 生活習慣改善のための認知行動療法』（足達淑子／医歯薬出版

＊論文等參考文獻是統整網路資料後寫在書中。

Special Thanks

基太村明子
Akemi
誠野
ターシー
澤木裕子
mariko
公輝
Yukiko
ゴトウ
miwako
こうへい
みか

下久美子
Kohei
さおり
まり
かよこ
MIKI SONODA
たけむら
べびちゃん
高林
Masumi
Uemura

堀正展
Ryo
Mari
よういち
YOSUKE KISHI
八田益之
HISAKO
Chika
べちちゃん
KAYOKO TATEISHI
まさみん

（省略敬稱・不按順序）

國家圖書館出版品預行編目資料

減重九成靠習慣：不用忍耐節食、不用痛苦運動，輕鬆養成易瘦體質的健康瘦身法 / 增戶聰司作；劉淳譯. -- 初版. -- 新北市：世茂出版有限公司, 2024.11
面； 公分
ISBN 978-626-7446-33-1(平裝)

1.CST: 減重 2.CST: 健康法

411.94　　113012401

生活健康B508

減重九成靠習慣：不用忍耐節食、不用痛苦運動，輕鬆養成易瘦體質的健康瘦身法

作　　者 / 增戶聰司
譯　　者 / 劉淳
主　　編 / 楊鈺儀
封面設計 / 林芷伊
出 版 者 / 世茂出版有限公司
地　　址 / (231)新北市新店區民生路19號5樓
電　　話 / (02)2218-3277
傳　　真 / (02)2218-3239（訂書專線）
劃撥帳號 / 19911841
戶　　名 / 世茂出版有限公司
單次郵購總金額未滿500元（含），請加80元掛號費
世茂網站 / www.coolbooks.com.tw
排版製版 / 辰皓國際出版製作有限公司
印　　刷 / 世和彩色印刷股份有限公司
初版一刷 / 2024年11月

ＩＳＢＮ / 978-626-7446-33-1
ＥＩＳＢＮ / 9786267446324（EPUB）/ 9786267446317（PDF）
定　　價 / 330元